これからの人も　もう一度の人も

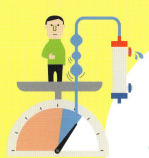
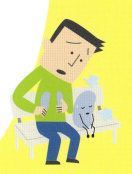

やさしくわかる
透析看護

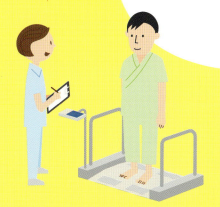
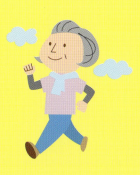

監修　小林修三
編集　日髙寿美　坊坂桂子

照林社

● **監修**

小林修三　湘南鎌倉総合病院 院長代行／腎臓病総合医療センター長

● **編集**

日髙寿美　湘南鎌倉総合病院腎臓病総合医療センター 主任部長
坊坂桂子　元・湘南鎌倉総合病院血液浄化センター 透析看護認定看護師

● **執筆**（執筆順）

日髙寿美　湘南鎌倉総合病院腎臓病総合医療センター 主任部長
石岡邦啓　湘南鎌倉総合病院腎臓病総合医療センター血液浄化部 部長
守矢英和　湘南鎌倉総合病院腎臓病総合医療センター 腎免疫血管内科 部長
大竹剛靖　湘南鎌倉総合病院 副院長／再生医療科 部長
三宅克典　湘南鎌倉総合病院腎臓病総合医療センター腎移植外科 部長
髙室昌司　湘南鎌倉総合病院臨床工学科 技士長
山下昭二　湘南鎌倉総合病院血液浄化センター 看護師長
持田泰寛　湘南鎌倉総合病院腎臓病総合医療センター 腎免疫血管内科 部長
種山かよ子　湘南鎌倉総合病院臨床工学科 副技士長
坊坂桂子　元・湘南鎌倉総合病院血液浄化センター 透析看護認定看護師
岡　真知子　湘南藤沢徳洲会病院腎臓内科 部長
真栄里恭子　東京西徳州会病院腎臓内科 部長／血液浄化センター長
櫻井聖子　湘南藤沢徳洲会病院栄養管理室 管理栄養士主任
西村彰紀　湘南鎌倉総合病院リハビリテーション科 副室長
愛甲美穂　湘南鎌倉総合病院血液浄化センター副主任 フットケア指導士
福内史子　葉山ハートセンター腎臓内科 部長
増田ゆう　元・湘南鎌倉総合病院血液浄化センター 医療秘書
笹本枝里　湘南鎌倉総合病院医療相談室 課長補佐

撮影協力：種山かよ子

はじめに

　透析療法に携わる際に「透析ってなに？」「腎臓ってどんなはたらきをするの？」と聞かれたことはありませんか。先輩看護師から新人看護師に向けてのよくある質問と思いきや、患者さんやそのご家族から聞かれることもあります。皆さんはどう答えるでしょうか。

　わが国の慢性腎臓病（CKD）患者は成人の8人に1人いると考えられ、"国民病"といわれています。その割には腎臓の役割はまだまだ理解されておらず、腎臓病進行予防の取り組みとして、各地で啓蒙活動が行われています。
　CKDステージの進展に伴い、心血管疾患による死亡リスクは上昇することから、透析導入時はすでにハイリスクな身体状態であるといえます。したがって、このような透析患者さんが生活を送るためには、しっかり食べて動くこと、そして安定した質の高い透析治療が求められます。
　患者さんが末期腎不全になる経緯にはそれぞれに長い道のりがあり、縁あって私たち医療者と出会います。透析導入になった後は、患者さんが病気を受け入れることを見守り、よりよい身体と日常生活の維持ができるように支えていきます。慢性期から終末期まで、私たちの役割は大きいのです。

　本書は、透析患者さんにかかわる看護師や他のスタッフに向けて、腎臓のこと・透析のことができるだけやさしく学べるようにつくりました。
　今や、透析医療はさまざまな職種が専門的な立場で、患者さんと共に問題に取り組むことが必然的になってきました。一方で透析看護師には、医療に限らず介護や福祉に関することまで広い知識が求められます。はじめて透析に携わる看護師も、長く透析に携わっている看護師も、キャリアにかかわらず質の高い透析療法を行うという1つの目標に向けて、日々取り組まねばなりません。患者さんが満足した生活を送れるように、看護師としての経験と新しい知識を積み重ね、患者さんにやさしい透析室をめざしていきましょう。透析患者さんを共に支える仲間として、皆さまにこの本がお役に立てれば幸いです。
　最後に、本書の出版にご協力いただいたすべての方々に心より感謝申し上げます。

2018年6月

編著者を代表して
坊坂桂子

CONTENTS

透析看護に必要な基礎知識

1. 透析の現場でよく使う略語 …………………………… 日髙寿美　2
2. これだけはおさえておきたい腎臓の解剖生理 ………… 石岡邦啓　4
3. 慢性腎臓病（CKD）とは？ …………………………… 石岡邦啓　8
4. 末期腎不全と腎代替療法 ……………………………… 石岡邦啓　13
5. 透析患者によく使われる薬 …………………………… 守矢英和、日髙寿美　18
6. 透析患者の検査データの見かた ……………………… 大竹剛靖、日髙寿美　20

Part 1 透析療法のしくみ

1. 血液透析の全体像 ……………………………………… 石岡邦啓　24
2. 透析療法の原理 ………………………………………… 石岡邦啓　26
3. 血液透析の種類と方法 ………………………………… 石岡邦啓　28
4. バスキュラーアクセス ………………………………… 三宅克典　31
5. ダイアライザー（透析器） …………………………… 高室昌司　35
6. 透析液と透析用水 ……………………………………… 高室昌司　38
7. 透析監視装置 …………………………………………… 高室昌司　40

Part 2 透析前・中・後の観察とケア

1. 血液透析の流れ ………………………………………… 山下昭二　44
2. 血液透析の手順 ………………………………………… 山下昭二　45
3. 透析実施時のチェック項目 …………………………… 山下昭二　52

4	透析開始前 の観察・ケア ………………………	持田泰寛	54
5	穿刺と回路固定のコツ ………………………………	種山かよ子	59
6	透析中 の観察・ケア ………………………………	坊坂桂子	68
7	透析終了後 の観察・ケア ……………………	山下昭二、坊坂桂子	73

知っておきたい 治療の選択肢① 在宅血液透析 …………………… 石岡邦啓 77

8	透析離脱時の対応 …………………………………	山下昭二	78
9	周術期における透析管理 …………………………	大竹剛靖	81

Part 3
透析中の 症状・トラブル への対応

1	透析中の血圧異常 …………………………………	持田泰寛	86
2	透析中の急変 ………………………………………	岡　真知子	98
3	透析中の不快感・痛み ……………………………	岡　真知子	103
4	機器関連のトラブル ………………………………	種山かよ子	106

Part 4
長期透析合併症 のアセスメントと対応

1	長期透析患者に起こりやすい合併症 ……………	真栄里恭子	112
2	心血管系の合併症 …………………………………	真栄里恭子	113
3	腎性貧血 ……………………………………………	日髙寿美	121
4	骨・関節の合併症 …………………………………	真栄里恭子	124
5	感染症 ………………………………………………	真栄里恭子	128
6	電解質異常 …………………………………………	真栄里恭子	132
7	心外膜炎 ……………………………………………	真栄里恭子	133
8	出血傾向 ……………………………………………	真栄里恭子	133
9	皮膚掻痒症（皮膚のかゆみ） ……………………	真栄里恭子	134

Part 5
透析患者の生活を支える

1	治療法選択の情報提供		坊坂桂子	136
知っておきたい	治療の選択肢② 腹膜透析と血液透析のハイブリッド療法		守矢英和	140
2	透析導入時から退院までのセルフマネジメント支援		坊坂桂子	142
3	食事療法と栄養管理		櫻井聖子	145
4	運動療法		西村彰紀	152
5	フットケア		愛甲美穂	155
6	服薬管理		坊坂桂子	157
7	便秘・皮膚のかゆみ・不眠への対処		坊坂桂子	162
8	心のケア		愛甲美穂	167
9	糖尿病透析患者のケア		愛甲美穂	169
10	災害対策		福内史子	172
11	感染対策		福内史子	174
12	社会保障・福祉制度の活用		増田ゆう、笹本枝里	176
13	透析を導入しない、透析を見合わせる患者へのケア		日髙寿美	182
知っておきたい	治療の選択肢③ 腎移植への移行		日髙寿美	184

Column

腎臓病療養指導士 11 ／全自動透析装置によるプライミング 46 ／持続的血液濾過透析（CHDF） 83 ／MIA 症候群 93 ／静脈高血圧症 117 ／透析患者と悪性腫瘍 123 ／肝炎ウイルスの取り扱い 131 ／フレイルとサルコペニア 147 ／口腔ケア 151 ／サイコネフロロジー 168 ／患者教育は指導ではなく、セルフマネジメント支援 171

索引 185

- 本書で紹介している検査・治療・ケア方法などは、著者が臨床例をもとに展開しています。実践により得られた方法を普遍化すべく努力しておりますが、万一本書の記載内容によって不測の事故等が起こった場合、著者、出版社はその責を負いかねますことをご了承ください。
- 本書掲載の写真は、臨床例のなかからご本人・ご家族の同意を得て使用しています。
- 本書に記載している薬剤・材料・機器等の選択・使用方法については、出版時最新のものです。薬剤等の使用にあたっては、個々の添付文書を参照し、適応、用量等は常にご確認ください。

装丁：熊アート　本文デザイン：熊アート
本文イラスト：キシダサトコ、熊アート　DTP製作：株式会社明昌堂

透析看護に必要な基礎知識

❶ 透析の現場でよく使う略語

❷ これだけはおさえておきたい
　腎臓の解剖生理

❸ 慢性腎臓病（CKD）とは？

❹ 末期腎不全と腎代替療法

❺ 透析患者によく使われる薬

❻ 透析患者の検査データの見かた

透析の現場でよく使う略語

透析室では略語が頻繁に使用されます。透析中は医師らと正確にコミュニケーションをとることが重要です。ここでは透析の現場で最低限知っておきたい略語をまとめました。

略語	フルスペル	和訳
ACEI	angiotensin converting enzyme inhibitor	アンジオテンシン変換酵素阻害薬
ACT	activated coagulation time	活性化凝固時間
ADPKD	autosomal dominant polycystic kidney disease	常染色体優性多発性囊胞腎
AKI	acute kidney injury	急性腎障害
ANCA	anti-neutrophil cytoplasmic antibody	抗好中球細胞質抗体
APD	aoutomated peritoneal dialysis	自動腹膜透析
APTT	activated partial thromboplastin time	活性化部分トロンボプラスチン時間
ARB	angiotensin II receptor blocker	アンジオテンシンII受容体拮抗薬
AT-III	antithrombin-III	アンチトロンビンIII
AVF	arteriovenous fistula	自己血管使用皮下動静脈シャント
AVG	arteriovenous graft	人工血管使用皮下動静脈シャント
BUN	blood urea nitrogen	血中尿素窒素
CAD	coronary artery disease	冠動脈疾患
CAPD	continuous ambulatory peritoneal dialysis	連続携行式腹膜透析
CaR	calcium sensing receptor	カルシウム感知受容体
CCB	calcium channel blocker	カルシウム拮抗薬
CCPD	continuous cycling peritoneal dialysis	連続周期的腹膜透析
Ccr	creatinine clearance	クレアチニンクリアランス
CGN	chronic glomerulonephritis	慢性糸球体腎炎
CHF	congestive heart failure	うっ血性心不全
CKD	chronic kidney disease	慢性腎臓病
CKD-MBD	chronic kidney disease-mineral and bone disorder	慢性腎臓病に伴う骨ミネラル代謝異常症
CRRT	continuous renal replacement therapy	持続的腎代替療法
CTR	cardiothoracic ratio	心胸郭比
CTS	carpal tunnel syndrome	手根管症候群
CVD	cardiovascular disease	心血管疾患
DOPPS	Dialysis Outcomes and Practice Patterns Study	透析医療に関する治療方針と予後についての調査
DW	dry weight	ドライウェイト
ECUM	extracorporeal ultrafiltration method	体外限外濾過
eGFR	estimated glomerular filtration rate	推定糸球体濾過量

略語	フルスペル	和訳
EPO	erythropoietin	エリスロポエチン
EPS	encapsulating peritoneal sclerosis	被囊性腹膜硬化症
ESA	erythropoiesis stimulating agent	赤血球造血刺激因子製剤
ESRD	end-stage renal disease	末期腎不全
GFR	glomerular filtration rate	糸球体濾過量
hANP	human atrial natriuretic peptide	ヒト心房性ナトリウム利尿ペプチド
HBV	hepatitis B virus	B型肝炎ウイルス
HCV	hepatitis C virus	C型肝炎ウイルス
HD	hemodialysis	血液透析
HDF	hemodiafiltration	血液濾過透析
HF	hemofiltration	血液濾過
HIT	heparin-induced thrombocytopenia	ヘパリン起因性血小板減少症
IDH	intradialytic hypotension	透析低血圧
IDPN	intradialytic parenteral nutrition	透析時静脈栄養
IVC	inferior vena cava	下大静脈
KDIGO	kidney disease improving gloval outcome	腎臓病予後対策国際機構
KDOQI	kidney disease outcomes quality initiative	
LMWH	low molecular weight heparin	低分子ヘパリン
nPCR	normalized protein catabolic rate	標準化蛋白異化率
NSAIDs	non-steroidal anti-inflammatory drugs	非ステロイド性抗炎症薬
PAD	peripheral arterial disease	末梢動脈疾患
PD	peritoneal dialysis	腹膜透析
PEKT	pre-emptive kidney transplantation	先行的腎移植
PET	peritoneal equilibration test	腹膜平衡試験
PTA	percutaneous transluminal angioplasty	経皮経管的血管形成術
PTH	parathyroid hormone	副甲状腺ホルモン
Q_B	quantity of blood flow	血流量
Q_D	quantity of dialysate flow	透析液流量
RAS	renin-angiotensin system	レニン・アンジオテンシン系
RAS	renal artery stenosis	腎動脈狭窄症
RPGN	rapidly progressive glomerulonephritis	急速進行性糸球体腎炎
RRT	renal replacement therapy	腎代替療法
SLE	systemic lupus erythematosus	全身性エリテマトーデス
UFR	ultrafiltration rate	除水速度
VA	vascular access	バスキュラーアクセス
VAIVT	vascular access intervention therapy	バスキュラーアクセスインターベンション治療＝PTA
WAB	weekly averaged blood pressure	週平均化血圧

腎臓の解剖生理

これだけはおさえておきたい

腎臓は、体内の老廃物や余分な水分を尿として排出する重要な器官です。
透析療法の理解にも不可欠な腎臓の構造と機能をしっかりおさえておきましょう。

腎臓の位置と構造

泌尿器系の全体像

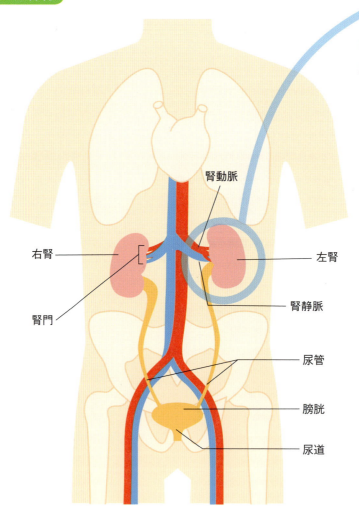

腎臓の内部を見てみると…

- 腎臓はそら豆のような形をした左右一対の臓器で、それぞれ長さは約11cm、重さは約150gです。
- 腎臓は第12胸椎から第3腰椎に位置し、肝臓があるため、右腎は左腎よりも低くなっています。

腎臓の構造

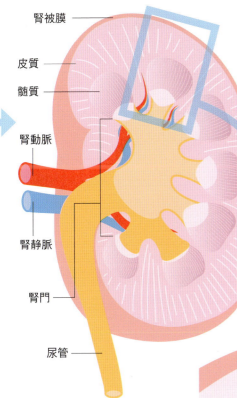

- 腎被膜
- 皮質
- 髄質
- 腎動脈
- 腎静脈
- 腎門
- 尿管

- 表面は硬い皮膜と厚い脂肪で覆われ、守られています。
- 腎門という中央の部位より、腎動脈、腎静脈、尿管が出入りしています。
- 腎臓をつくっている組織、すなわち腎実質は2つの層に分かれ、腎臓の表面のほうは皮質、内側のほうは髄質と呼ばれています。
- 腎臓には、腎動脈から1分間に約1000mLの血液が送られますが、これは心拍出量の約5分の1にあたります。

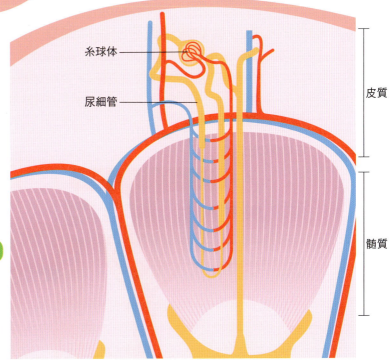

ネフロンの構造

片方の腎で約100万個
- 1個の **糸球体**
- ＋
- 1本の **尿細管**

- 腎臓は、その構造により大きく糸球体と尿細管に分けられます。
- 糸球体と尿細管を合わせたものをネフロンといい、片方の腎臓で約100万個、両方で約200万個のネフロンが存在します。

腎臓のはたらき

- 糸球体は毛細血管が毛糸の玉のように絡まり合った構造をしており、輸入細動脈から入った血液を濾過し、輸出細動脈へ送り出します。
- 濾過された成分を原尿といい、1日当たり150～180Lつくられます。これはドラム缶1本分に相当します。
- 糸球体のまわりをボーマン嚢という袋が取り巻き、濾過された原尿を受け止めます。原尿は尿細管を通る間に99％が再吸収され、最終的には1.5～1.8Lが尿として体外に排出されます。

❶ 血液中の老廃物を取り除く

- 全身をめぐる血液から老廃物や毒素を取り除き、血液をきれいにします。
- 老廃物や毒素は尿中に排泄され、体の外へ送り出されます。

腎機能が低下すると…

- 老廃物が体内に蓄積されると、浮腫や胸水などの体液貯留の他に、電解質異常、アシドーシス、さらには消化器症状（食欲不振、悪心など）や中枢神経症状などの尿毒症症状が出現してきます。

❷ 体内の水分量や電解質を一定に保つ

- 糸球体で濾過された原尿（1日150～180L）は膀胱へ尿としてためられるまでに、近位尿細管、ヘンレ係蹄、遠位尿細管や集合管と呼ばれる腎臓の部位で必要な電解質（Na、K、Cl、P、HCO_3^-）、ブドウ糖、アミノ酸、尿酸、有機酸などが再吸収され、同時に水分量が調整されます。

▼ 腎臓における物質の出入り

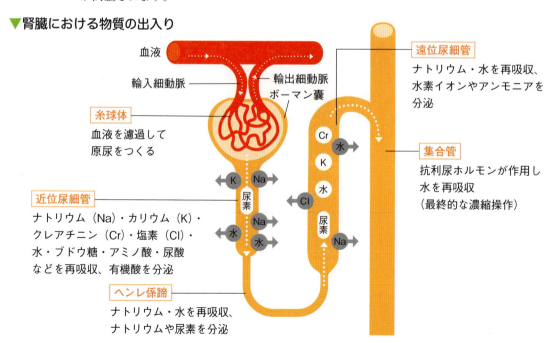

腎機能が低下すると…
- 利尿薬で浮腫や胸水が改善しない、また高カリウム血症や代謝性アシドーシスが著しい場合は、透析療法の適応となります。

❸赤血球をつくるはたらきを助ける
- 腎臓は、造血作用にかかわるホルモンであるエリスロポエチン（EPO）を産生します。EPOは骨髄での赤血球の産生を促します。

腎機能が低下すると…
- 貧血や低酸素状態でEPOの産生は亢進されますが、腎臓のはたらきが悪くなると、EPOは産生されにくくなり、血液が十分につくられず貧血になることがあります。そのため、腎不全患者では赤血球造血刺激因子製剤（ESA）を投与し、貧血を治療します。

❹ビタミンDを活性化し骨を強くする
- ビタミンDは食事の摂取および紫外線を皮膚に浴びることにより体内で合成され、腎臓で活性化され、腸管のカルシウムの吸収を促進し、骨を強化します。

腎機能が低下すると…
- ビタミンDの活性化も低下してしまうため、骨が弱くなっていきます。

❺血圧を調節する
- 腎臓での濾過機能が円滑にはたらくには、血液の流れが一定に保たれている必要があります。腎臓では血液の流れが悪くなるとそれを感知し、レニンという酵素が分泌されます。
- レニンが血液中の蛋白質と反応して生成されるアンジオテンシンⅡ（AⅡ）は、血管を収縮し交感神経を活性化させることで血圧を上昇させ、さらには脳・心臓・腎臓・血管などの臓器を直接障害します。腎臓はレニンの分泌量を増減させて血圧を調整します。
- 代表的な降圧薬の1つ、AⅡ受容体拮抗薬（ARB）はAⅡ受容体をブロックすることで、アンジオテンシン変換酵素（ACE）阻害薬はACEをブロックすることで、血圧を下げ臓器を保護します。

腎機能が低下すると…
- 血圧は上昇することが多く、血圧が上がるとさらに腎機能が低下するという悪循環に陥ります。

③ 慢性腎臓病（CKD）とは？

慢性腎臓病（CKD）とは、ごく初期のものから末期のものまで含めて、慢性的に腎機能の低下が続く状態をいいます。

腎障害の分類

- 腎障害は急性・亜急性・慢性に大別されます。
- **腎障害が生じてからどのくらいの経過（日・週・月・年の単位）なのか**を把握することにより、腎障害の原因をおおまかにとらえることができます。

腎機能を守るためには、急性か慢性かを見きわめ、適切な治療を行うことが重要です！

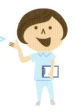

▼腎障害の時間経過による分類

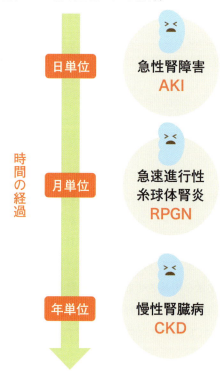

acute kidney injury
- 腎前性：脱水・心不全・薬剤性など
- 腎性：薬剤性・敗血症など
- 腎後性：悪性腫瘍・後腹膜線維症・前立腺疾患など

rapidly progressive glomerulonephritis
- ANCA関連血管炎
- 抗GBM抗体腎炎
- ループス腎炎
- 感染症
- 薬剤性
- 腎コレステロール塞栓症
- 間質性腎炎

chronic kidney disease
- 慢性糸球体腎炎
- 糖尿病性腎症
- 多発性嚢胞腎
- 腎硬化症（高血圧症）

▼CKDの定義

❶尿異常、画像診断、血液、病理での腎障害の存在が明らか。
　特に0.15g/gCr以上の蛋白尿（30mg/gCr以上のアルブミン尿）の存在が重要
❷GFR（糸球体濾過量）<60mL/分/1.73m²

❶❷のいずれか、または両方が3か月以上持続する

腎機能の主な検査

- 腎機能障害の早期発見には尿検査、腎機能障害の進行度の確認には血液検査、より詳しい診断には画像検査、治療方針の決定には腎生検が有効です。

▼腎機能の主な検査方法

尿検査	血液検査	画像検査	腎生検
採取した尿の中に含まれる成分を調べる	採取した血液の中に含まれる成分を調べる	腎臓の形や大きさ、嚢胞や結石の有無を調べる	腎臓の組織を採取し、顕微鏡で確認する

▼尿検査

項目	基準値	目的・内容
尿蛋白	試験紙法（−）定量では0.15 g/gCr未満	・試験紙法で尿蛋白（+）の場合、必ず尿蛋白のCr補正値を求める ・試験紙法はあくまでもアルブミンの尿中漏出の程度を評価するもので、骨髄腫でみられるような免疫グロブリンの軽鎖蛋白が多量に出ていても（−）を示すことがある
尿潜血	試験紙法（−）	・沈査を顕微鏡でみて5個/HPF以上を（顕微鏡的）血尿という
尿アルブミン	<30 mg/gCr	・尿中アルブミン排泄量が30〜299 mg/gCrを微量アルブミン尿、それ以上を顕性アルブミン尿と呼ぶ
尿中$β_2$-ミクログロブリン（MG）	<230 μg/L	・尿細管障害のマーカー、骨髄腫では免疫グロブリンの軽鎖蛋白が増加しており、尿中でも高値を示す

▼血液検査

項目	基準値	目的・内容
クレアチニン（Cr）	男性：0.5〜1.1 mg/dL 女性：0.4〜0.8 mg/dL	・筋肉からつくられる ・筋肉量が少ない高齢者や女性では低めの値になる ・腎機能低下で上昇する
尿素窒素（BUN）	8〜21 mg/dL	・腎臓で濾過され、尿中に排泄される ・腎機能低下で上昇する ・脱水や蛋白摂取が多い場合や消化管出血などでも上昇する
アルブミン（Alb）	3.8〜5.2 g/dL	・血漿蛋白の約半分を占める ・肝臓で合成される ・ネフローゼ症候群では尿中に失われるために低下する
カリウム（K）	3.4〜4.8 mEq/L	・主に尿から排泄される ・腎不全では高K血症になり、不整脈を誘発しやすい ・低K血症でも不整脈をきたす
カルシウム（Ca）	8.5〜10.4 mg/dL	・腎不全ではビタミンDの活性化障害があり低下しやすい
リン（P）	2.7〜4.5 mg/dL	・腎機能低下につれP排泄が減少し、高P血症になる ・高P血症は血管石灰化と大きく関連する。保存期から注意が必要
副甲状腺ホルモン（PTH）	8.7〜79.5 pg/mL （透析患者：60〜240 pg/mL）	・腎不全になると低Ca、高P血症が副甲状腺を刺激し、二次性副甲状腺機能亢進症を併発しやすい

※検査基準値は測定法によっても異なり、各施設でそれぞれ設定されているものも多くあります。
上記はあくまでも参考になる値としてご利用ください。

基礎知識 ③ 慢性腎臓病（CKD）とは？

CKDの重症度

- CKDの重症度は**原因、腎機能、蛋白尿**をあわせたステージで評価され[1)]、そのステージに応じて適切な治療が必要となります。

▼CKDの重症度分類

蛋白尿　右へいくほど悪化 →

原疾患	蛋白尿区分		A1	A2	A3
糖尿病	尿アルブミン定量（mg/日）尿アルブミン/Cr比（mg/gCr）		正常	微量アルブミン尿	顕性アルブミン尿
			30未満	30〜299	300以上
高血圧・腎炎・多発性嚢胞腎・移植腎・不明・その他	尿蛋白定量（g/日）尿蛋白/Cr比（g/gCr）		正常	軽度蛋白尿	高度蛋白尿
			0.15未満	0.15〜0.49	0.50以上

腎機能（GFR区分）下へいくほど悪化 ↓

GFR区分		GFR区分 (mL/分/1.73m^2)		A1	A2	A3
G1	正常または高値		≧90	低	軽	中
G2	正常または軽度低下		60〜89	低	軽	中
G3a	軽度〜中等度低下		45〜59	軽	中	高
G3b	中等度〜高度低下		30〜44	中	高	高
G4	高度低下		15〜29	高	高	高
G5	末期腎不全（ESKD）		<15	高	高	高

重症度は原疾患・GFR区分・蛋白尿区分を合わせたステージにより評価する。CKDの重症度は死亡、末期腎不全、心血管死亡発症のリスクを緑■のステージを基準に、黄■、オレンジ■、赤■の順にステージが上昇するほどリスクは上昇する。

日本腎臓学会編：CKD診療ガイド2012．東京医学社，東京，2012：3．より一部改変して転載

POINT

CKDでは同じ腎機能でも蛋白尿があればA2、さらにその蛋白尿が増えればA3となります。治療することで蛋白尿が減れば重症度は下がります。

GFR区分

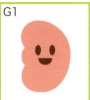

G1

将来的な末期腎不全のリスクを減らすためには、少しでも早い段階でのCKD発見・治療が望まれます。

- G1・G2の初期にはほとんど自覚症状は現れない
- G1・G2の段階で発見できれば、生活習慣の改善で回復が見込める場合がある

G2

体に異変が現れはじめるステージG3以降は、専門的な治療が必要！

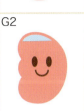

G3a

- 重症度が中度～高度になったとしても、自覚症状はない
- 腎機能低下初期には、腎の濃縮力低下により夜間多尿に気づくことがある

G3b

G4

- 腎機能低下が進行してくると、貧血や心不全の合併などにより、労作時の息切れや動悸を自覚するようになる
- 血圧は上昇することが多い
- 血圧が上がると、さらに腎機能が低下するという悪循環に陥る

G5

COLUMN

腎臓病療養指導士

日本腎臓学会では、日本腎不全看護学会、日本栄養士会、日本腎臓病薬物療法学会と共同で、標準的な慢性腎臓病の保存療法を医療現場に浸透させることを目的に、腎臓病療養指導士制度を立ち上げ、2018年に「腎臓病療養指導士」が誕生しました。

対象は看護師、管理栄養士、薬剤師で、職種横断的に保存期の慢性腎臓病患者とかかわりをもち、療養の指導を行います。医師を含めた多職種チームの療養指導による、末期腎不全への進展の抑制が期待されています。

文献
1) 日本腎臓病学会ホームページ「腎臓病療養指導士について」
https://www.jsn.or.jp/educator/（2018.5.30.アクセス）

基礎知識

❸ 慢性腎臓病（CKD）とは？

CKDの原因

- CKDの原因には、糖尿病性腎症と慢性糸球体腎炎が多くみられます。
- 腎臓病は腎臓に生じた炎症によって引き起こされる腎炎（糸球体腎炎と尿細管・間質性腎炎）と、糖尿病などの全身の病気により糸球体に障害を起こすものがあります[1]。
- 腎臓に与える障害のうち、何らかの原因によって腎臓自体に障害が起こるものを原発性（一次性）といい、腎臓以外によって起こるものを続発性（二次性）といいます。
- 生活習慣病に関連したCKDも多くみられるので、高血圧・糖尿病・脂質異常症の既往や治療歴、さらに家族歴を聴取します。

▼成人に多い腎疾患

	一次性	二次性	遺伝性・先天性
糸球体疾患	・IgA腎症 ・膜性腎症 ・微小変化型ネフローゼ症候群 ・巣状分節性糸球体硬化症 ・半月体形成性腎炎 ・膜性増殖性糸球体腎炎	・糖尿病性腎症 ・ループス腎炎 ・顕微鏡的多発血管炎（ANCA関連血管炎） ・肝炎ウイルス関連腎症	・良性家族性血尿 ・Alport症候群 ・Fabry病
血管性疾患	―	・高血圧性腎症（腎硬化症） ・腎動脈狭窄症（線維筋性形成異常、大動脈炎症候群、動脈硬化症） ・コレステロール塞栓症 ・腎静脈血栓症 ・虚血性腎症	―
尿細管間質疾患	・慢性間質性腎炎	・痛風腎 ・薬剤性腎障害	・多発性嚢胞腎 ・ネフロン癆

日本腎臓学会編：CKD診療ガイド2012．東京医学社，東京，2012：30．より転載

POINT

原因を把握するためには問診が重要！
・健診などでの検尿異常の有無
・腎不全を含めた家族歴
・解熱鎮痛剤やビタミンD製剤などの服薬歴の聴取
　　　　　　　　　　　　　　　　　　など

④ 末期腎不全と腎代替療法

CKDが進行して末期腎不全に至ると、腎臓のはたらきを代行する腎代替療法が必要になります。治療にはいくつかの選択肢があり、ライフスタイルや合併症など、患者の状態に合った方法を選択できます。

腎代替療法とは？

- CKD患者のうち、年間約35,000人が末期腎不全として腎代替療法（renal replacement therapy：RRT）を開始します。
- 腎不全患者の生命を維持するために、腎機能の一部を代わりに担うのがRRTです。
- 末期腎不全に対するRRTには、透析療法（血液透析、腹膜透析）、腎移植（生体腎移植、献腎移植、先行的腎移植）があります。
- 透析導入された患者のうち、約1万人が継続して維持透析を受けることになります[2]。
- 維持透析患者の約97％は血液透析です。

▼腎代替療法の分類

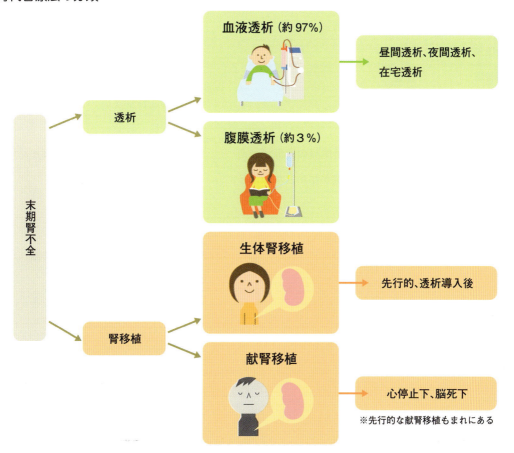

※先行的な献腎移植もまれにある

▼腎代替療法の特徴

血液透析（HD）
血液を体外のダイアライザーに通した後、体内に戻す

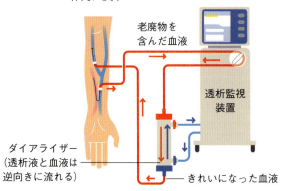

腹膜透析（PD）
①透析液を注入する
②4～8時間後、透析液を体外へ出す

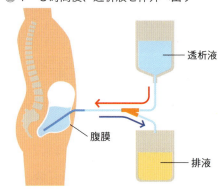

	血液透析（HD）	腹膜透析（PD）
透析場所	医療施設（家庭で実施する場合も）	自宅・職場
透析操作	透析室スタッフ	患者自身（＋介助者）
通院回数	週3回	月1～2回
治療頻度	週3回	毎日
手術	シャント造設術	PDカテーテル留置術
社会復帰	可能	有利
食事管理	重要	自尿があれば緩和
残存腎機能	早期に低下	保持されやすい
循環動態への影響	大きい	少ない
旅行	自由（通院透析施設の確保が必要）	自由（透析液・装置の準備が必要）
スポーツ	シャントに負担がかからないように	腹圧がかからないように
妊娠・出産	困難を伴う	困難を伴う
感染の注意	必要	必要
入浴	透析後はシャワーが望ましい、非透析日は自由 カフ型カテーテルでは保護が必要	腹膜カテーテルの保護が必要
その他の留意点	バスキュラーアクセスの問題（閉塞・感染・出血・穿刺痛・ブラッドアクセス作成困難） 除水による血圧低下	腹部症状 カテーテル感染・異常 腹膜炎の可能性 蛋白の透析液への喪失 腹膜の透析膜としての寿命（約10年）

腎移植

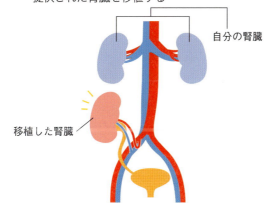

提供された腎臓を移植する
自分の腎臓
移植した腎臓

社会復帰	可能
食事制限	少ない
旅行	自由
スポーツ	移植部保護以外自由
妊娠・出産	腎機能良好なら可能
感染の注意	重要
入浴	問題ない
その他の留意点	ドナーの不足 免疫抑制薬の副作用 拒絶反応などによる腎機能障害・透析再導入の可能性 移植腎喪失への不安

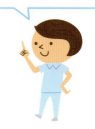

患者さんに説明できるよう、各代替療法の特徴をおさえておきましょう。

治療法それぞれにメリット・デメリットがあります。ライフスタイルや合併症のリスクなどを考慮したうえで、その人の状態に合った方法を選択します。

血液透析 ⇔ 腹膜透析

血液透析を最初に選んでも、腹膜透析に移行することは可能で、その逆もある

腎移植

透析を経験せず腎移植を行うこともでき、透析を長年行ってから腎移植を行うこともできる

透析の導入基準

| 腎機能が低下 | → | GFR＜15mL/分/1.73㎡ になった時点で透析導入を検討 |

- 導入基準を参考に、腎不全症状、日常生活活動の低下、栄養状態の悪化、緊急性など総合的に判断します。
- 腎不全症状がみられなくても生命予後の観点から GFR 2.0mL/分/1.73㎡ へ低下するまでに透析の導入が勧められています[4]。腹膜透析の導入が予定されている場合は、自他覚症状がなくても GFR 6.0mL/分/1.73㎡ 未満で導入を検討します[5]。

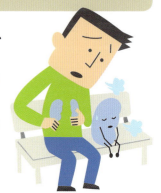

▼ 透析導入適応の基準（1991年厚生科学研究班）

項目		点数
I．臨床症状		
1．体液貯留（全身性浮腫、高度の低蛋白血症、肺水腫） 2．体液異常（管理不能な電解質、酸塩基平衡異常） 3．消化管症状（悪心、嘔吐、食欲不振、下痢など） 4．循環器症状（重篤な高血圧、心不全、心包炎） 5．神経症状（中枢・末梢神経障害、精神障害） 6．血液異常（高度の貧血症状・出血傾向） 7．視力障害（尿毒症性網膜症、糖尿病性網膜症）		1～7の症状のうち 3つ以上＝高度（30点） 2つ＝中等度（20点） 1つ＝軽度（10点）
II．腎機能		
血清クレアチニン（mg/dL）	クレアチニンクリアランス（mL/分）	
8.0以上	10未満	30点
5～8未満	10～20未満	20点
3～5未満	20～30未満	10点
III．日常生活障害度		
尿毒症症状のため起床できない		高度（30点）
日常生活が著しく制限される		中等度（20点）
通勤、通学あるいは家庭内労働が困難となった場合		軽度（10点）
I．臨床症状、II．腎機能、III．日常生活障害度　の合計60点以上を透析導入とする		

※年少者（10歳未満）、高齢者（65歳以上）、全身性血管合併症のあるものについては10点加算

▼腎不全症状と日常生活活動度低下

腎不全症状	
体液貯留	浮腫、胸水、腹水、心外膜液貯留、肺水腫
体液異常	高度の低ナトリウム血症、高カリウム血症、低カルシウム血症 高リン血症、代謝性アシドーシス
消化器症状	食欲不振、悪心、嘔吐、下痢
循環器症状	心不全、不整脈
神経症状	中枢神経障害：意識障害、不随意運動、睡眠障害 末梢神経障害：かゆみ、しびれ
血液異常	高度の腎性貧血、出血傾向
視力障害	視力低下、網膜出血症状、網膜剥離症状

日常生活の活動度低下	
家庭生活	家事、食事、入浴、排泄、外出などの支障
社会生活	通勤、通学、通院の支障

山縣邦弘編：CKDステージG3b〜5診療ガイドライン2015．東京医学社，東京，2015：123-137．を参考に作成

POINT
糖尿病性腎症や高齢の患者では、筋肉量の減少、動脈硬化などにより、血清クレアチニン値の上昇がさほどみられなくても、体液量が増加、重度な浮腫や溢水が生じて、緊急透析を必要とする場合があります。

文献
1) 日本腎臓学会編：CKD診療ガイド2012．東京医学社，東京，2012．
2) 日本透析医学会：わが国の慢性透析療法の現況．2016年12月31日現在
   http://docs.jsdt.or.jp/overview/pdf2017/p004.pdf（2018.5.20.アクセス）
3) 日本透析医学会編：維持血液透析ガイドライン 血液透析導入．透析会誌 2013；46（12）：1107-1155．
4) 山縣邦弘編：CKDステージG3b〜5診療ガイドライン2015．東京医学社，東京，2015：123-137．
5) 日本透析医学会編：2009年版日本透析医学会「腹膜透析ガイドライン」．透析会誌 2009；42（4）：285-315．
6) 日本透析医学会編：2011年版社団法人日本透析医学会「慢性血液透析用バスキュラーアクセスの作製および修復に関するガイドライン」．透析会誌 2011；44（9）：855-937．
7) 北岡建樹：腎不全看護第4版．医学書院，東京，2012：57．
8) 小松康宏：ピア・サポートとしての患者の役割．臨床透析 2009；25（12）：69-74．
9) 日本腎臓学会，日本透析医学会，日本移植学会，日本臨床腎移植学会：腎不全 治療選択とその実際 2018年版．2018：11-12．
   https://cdn.jsn.or.jp/jsn_new/iryou/kaiin/free/primers/pdf/2018jinfuzen.pdf（2018.5.20.アクセス）

⑤ 透析患者によく使われる薬

透析療法だけでは、腎臓のはたらきを完全に補うことはできません。透析療法で管理できない部分を薬剤で補います。

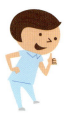

透析患者では薬物の吸収や分布、排泄などが変化する場合があり、薬物療法を行うにあたっては注意が必要です。

①腎臓のはたらきを補う薬

目的	薬剤の種類	一般名（主な商品名）	副作用・注意点
リンを下げる	リン吸着薬 （高リン血症治療薬）	炭酸ランタン（ホスレノール®）	嘔気、悪心
		クエン酸第二鉄（リオナ®）	下痢、便秘 フェリチン増加
		スクロオキシ水酸化鉄（ピートル®）	下痢、便秘
		ビキサロマー（キックリン®）	便秘、悪心
		塩酸セベラマー塩酸塩（レナジェル®、フォスブロック®）	便秘、腹部膨満
		沈降炭酸カルシウム（カルタン®）	石灰化のリスクあり、高カルシウム血症
カリウムを下げる	陽イオン交換樹脂 （血清カリウム抑制薬）	ポリスチレンスルホン酸ナトリウム（ケイキサレート®）	便秘、低Ca血症
		ポリスチレンスルホン酸カルシウム（カリメート®、アーガメイト®）	便秘
貧血改善	エリスロポエチン受容体作動薬	エポエチン アルファ（エスポー®）	血圧上昇、頭痛
		エポエチン ベータ（エポジン®）	
		ダルベポエチン アルファ（ネスプ®）	
		エポエチン ベータ ペゴル（ミルセラ®）	
尿を出す	利尿薬	フロセミド（ラシックス®）	低K血症
		トルバプタン（サムスカ®）	高ナトリウム血症、口渇、脱水
尿酸を下げる	高尿酸血症薬	フェブキソスタット（フェブリク®）	肝機能障害
		トピロキソスタット（ウリアデック®）	

②透析中の症状・合併症に対する薬

目的	薬剤の種類	一般名（主な商品名）	副作用・注意点
高血圧	降圧薬	アムロジピン（アムロジン®）	ほてり、頻脈、浮腫
		ニフェジピン（アダラート®CR）	頻脈、浮腫
		オルメサルタン メドキソミル（オルメテック®）	高カリウム血症
		テルミサルタン（ミカルディス®）	
		カルベジロール（アーチスト®）	気管支喘息や徐脈の悪化の可能性
血圧低下	昇圧薬	アメジニウムメチル硫酸塩（リズミック®）	血圧上昇
		ドロキシドパ（ドプス®）	
CKD-MBD（CKDに伴う骨ミネラル代謝異常）	ビタミンD	アルファカルシドール（ワンアルファ®、アルファロール®）	高カルシウム血症
		カルシトリオール（ロカルトロール®）	
		ファレカルシトリオール（ホーネル®、フルスタン®）	
		マキサカルシトール（オキサロール®）	
	カルシウム受容体作動薬	シナカルセト塩酸塩（レグパラ®）エボカルセト（オルケディア®）	嘔気、腹部膨満、低カルシウム血症
		エテルカルセチド（パーサビブ®）	嘔気、便秘、下痢
足つり	漢方薬	芍薬甘草湯	間質性肺炎
	ビタミン様物質	レボカルニチン（エルカルチン®FF）	漫然と投与はしない
便秘	大腸刺激性下剤	センナ（アローゼン®）	腸管穿孔、腹痛
		センノシド（プルゼニド®）	
		ピコスルファートナトリウム水和物（ラキソベロン®）	
	糖類下剤	D-ソルビトール（D-ソルビトール）	
	腸液分泌促進薬	ルビプロストン（アミティーザ®）	下痢、悪心
皮膚のかゆみ	抗アレルギー薬	エピナスチン塩酸塩（アレジオン®）	眠気
	掻痒症治療薬	ナルフラフィン塩酸塩（レミッチ®）	眠気、不眠、悪心
レストレッグス症候群（足のイライラ、ムズムズ）	ドパミン受容体作動薬	プラミペキソール塩酸塩水和物（ビ・シフロール®）	突発性の睡眠
	ベンゾジアゼピン	クロナゼパム（リボトリール®）	ふらつき、眠気

※p.18〜19の情報は2018年5月現在

6 透析患者の検査データの見かた

透析を実施するうえで欠かせないのが、定期検査と自己管理です。透析は順調に行えているか、水分・塩分や食事はコントロールされているか、合併症の徴候はないかなど、検査値の見かたをおさえておきましょう。

①透析効率

- 透析治療を行うためには、どのような透析を行っているかの評価が重要です。
- 水分バランスを是正するだけでなく、**溶質の除去がどれだけきちんと行われているか**を確認しないと、患者の生命予後は悪くなります。適切な透析ができているかを常に評価し、患者に合わせた質の高い透析を提供しましょう。

検査項目	計算式・目標値	ポイント
除去率	除去率＝（透析前BUN濃度－透析後BUN濃度）×100/（透析前BUN濃度） 高いほうが効率がよい	1回の透析治療によりBUNがどれだけ抜けたかをみる。しかし、透析中の輸液や飲水の影響、シャント再循環などの影響を受ける
標準化透析量（Kt/V）	目標：1.6、最低1〜1.2 尿素が分布するのは細胞内液・外液すべての部分なので、尿素分布容積＝体液量と考える	体からどれだけBUNが除去されたかの量を体液量（尿素分布容積）で割って標準化した値。すなわち、1回の透析で、総体液量の何回分をきれいにできたかを意味し、体格の異なる人との間でも比較できるようにする
週平均化尿素窒素（TAC BUN）	45〜55mg/dL 近似式＝（週はじめ透析後BUN値）＋（次の透析前BUN値）/2	血中BUN濃度は週3回の透析により変動するため、1週間のBUN濃度の平均を求めて指標とする。55より高いと透析不足、45より低いと蛋白摂取不足を反映
標準化蛋白異化率（n-PCR）	0.9〜1.4g/kg/日	体重1kg当たり1日に産生される尿素窒素量で、食事での蛋白摂取量を反映。0.9未満は蛋白摂取量が少ないことを意味する

②水分・塩分　→p.54〜58, 86〜97, 148参照

- 透析患者の体液の状態は、塩分摂取量、飲水量、尿量、透析による**除水量**によって規定されます。
- 塩分制限をすることにより血圧は低下し、体液量が正常化し、口渇が抑えられ飲水行動を改善できます。

検査項目	目標値	ポイント
透析間体重増加率	中2日で6％未満 中1日で3％未満	・透析間体重増加率が体重の2％以下と6％以上で予後が不良
心胸郭比（CTR）	男性50％以下 女性53％以下	・心胸郭比の評価は常に時系列で評価する ・ドライウェイト（DW）の変更に遅れて変化する
ヒト心房性ナトリウム利尿ペプチド（hANP）	透析後で100 pg/mL以下	・DWを決定する1つの要素になる ・透析後hANPが高い場合にはDWを下げることを検討する ・心房細動の場合にはhANPが上昇するため、体液量の指標にならない
血圧	おおむね週はじめの透析開始時で140/90mmHg程度	

③感染症　→p.128〜131参照

- 感染症は、透析患者の死因で多くの割合を占めます。特に**敗血症の頻度は一般人口に比較し多い**です。
- 透析室は多人数の患者を同時に治療する特殊な場であるため、**空気感染**する結核や麻疹、**飛沫感染**するインフルエンザウイルス、**接触感染**するノロウイルスなどに注意が必要です。

検査項目	目標値	ポイント
白血球数（WBC）	約3500〜9000/μL	・炎症初期に細菌感染では白血球数が上昇する ・ウイルス感染では上昇せず、むしろ減少する
C反応性蛋白（CRP）	0.3〜0.5mg/dL以下	・体内で炎症反応や組織破壊が起きているときに増える蛋白質
プロカルシトニン	0.05ng/mL以下	・プロカルシトニンは細菌由来の炎症性サイトカイン刺激で産生され、ウイルス感染ではほぼ上昇しない ・細菌性敗血症診断で有用である

MEMO　食事摂取基準（週3回の血液透析患者の場合）

検査項目	目標値
エネルギー	30〜35kcal/kg
蛋白質	0.9〜1.2g/kg
食塩	6g未満※
カリウム	2000mg以下
リン	蛋白質（g）×15mg以下

※尿量、身体活動度、体格、栄養状態、透析間体重増加を考慮して適宜調整する

MEMO　透析患者で注意が必要な感染症

- 敗血症（シャント、カテーテル）
- 結核、麻疹（空気感染）
- インフルエンザウイルス（飛沫感染）
- ノロウイルス（接触感染）
- 肝炎ウイルス（血流媒介感染）

④骨代謝異常　→p.124〜127参照

- 透析患者では、CKD-MBDといわれる骨ミネラル代謝異常があります。リン、次いでカルシウム、そしてインタクトPTHの順に優先して管理します。
- リンの高値は血管石灰化にかかわります。

検査項目	計算式・目標値	ポイント
血清リン（P）	3.5〜6.0mg/dL	・十分な透析でPを除去すること、食品添加物に多く含まれる無機Pをなるべく摂取しないよう気をつける ・P吸着薬を処方されている場合、服薬タイミングを守ること
血清カルシウム（Ca）	8.4〜10.0mg/dL 血清アルブミン濃度が4g/dLより低いときは、検査したCa値に（4-アルブミン濃度）を足したものが補正Ca値	・Ca値をみるときはアルブミン値で補正して考える。血中のCa濃度が正常であっても、Caの負荷（たとえばP吸着薬の炭酸Ca内服など）が多いと血管石灰化が進む
血清インタクトPTH	60〜240pg/mL	・適切な骨回転を維持するうえで大切なホルモン ・過剰なPTHは骨吸収を促進し（骨がもろくなる）、低い場合には骨回転が抑制され、異所性石灰化が進む

⑤貧血　→p.121〜123参照

- 腎不全のときにみられる腎性貧血は、腎臓でヘモグロビンの低下にみあった十分量のエリスロポエチンが産生されずに起こる貧血です。
- 貧血の存在は心機能悪化につながり透析患者の予後を悪くするため、適切な管理が必要です。

検査項目	計算式・目標値	ポイント
ヘモグロビン（Hb）	血液透析10g/dL以上12g/dL未満 腹膜透析11g/dL以上13g/dL未満	・Hbが低下した場合、貧血をきたす他の要因（消化管出血など）がないかも調べる必要がある
血清フェチリン値	50ng/dL以上300ng/dL未満	・鉄欠乏の状態では鉄が造血に利用されず貧血が進行する ・50ng/dL未満ではESA製剤に先行して鉄を補う ・炎症や感染、肝疾患や悪性腫瘍などでも高値になる
トランスフェリン飽和度（TSAT）	TSAT＝鉄×100/総鉄結合能 20％以上	・20％以下で鉄補充

※検査基準値は測定法によっても異なり、各施設でそれぞれ設定されているものも多くあります。p.20〜21の内容はあくまでも参考になる値としてご利用ください。

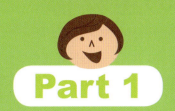

Part 1

透析療法のしくみ

❶ 血液透析の全体像

❷ 透析療法の原理

❸ 血液透析の種類と方法

❹ バスキュラーアクセス

❺ ダイアライザー（透析器）

❻ 透析液と透析用水

❼ 透析監視装置

Part 1　透析療法のしくみ

血液透析の全体像

血液透析は、血液を体の外に循環させて、濾過機能をもつ機械によって、血液中の老廃物や余分な水分を取り除き、腎機能の一部を代替させる方法です。

▼血液透析のイメージ

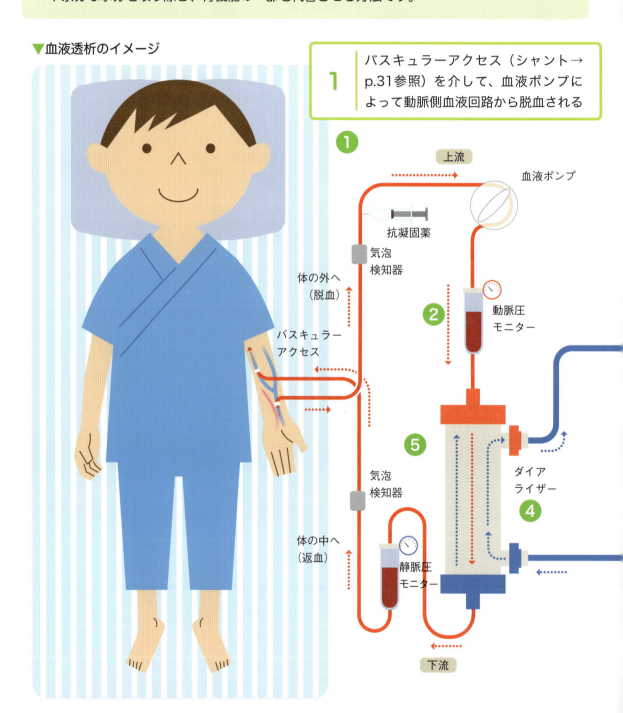

1　バスキュラーアクセス（シャント→p.31参照）を介して、血液ポンプによって動脈側血液回路から脱血される

POINT
透析の回路は、脱血し始める上流ほど尿毒素が多く、ダイアライザーを抜けた後の下流は尿毒素が抜けています。このため、ダイアライザーの前後で採血の意義が異なります。抗凝固薬や輸液ルートなど、支流がどこで入ってくるのかを覚えましょう。

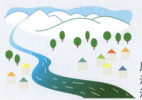
川の場合は逆に、上流は水がきれいで下流ほど汚れが目立つ

1 透析のしくみ
❶ 血液透析の全体像

| 2 | 脱血された血液は、ダイアライザー（透析器）に送られる |

| 3 | 透析液（→p.38参照）がダイアライザーに送られる |

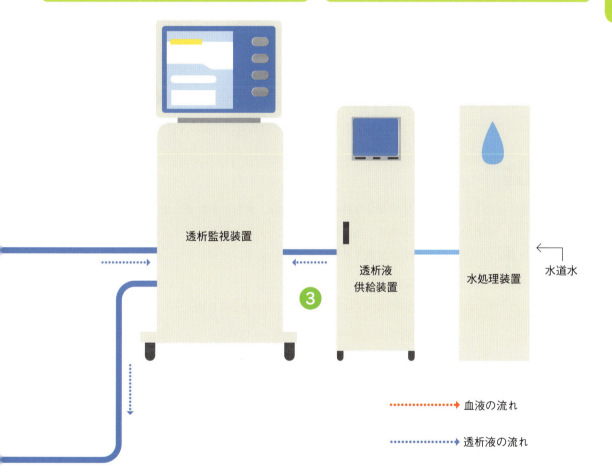

| 5 | ダイアライザーにより浄化された血液は、静脈側血液回路より体内に戻る |

| 4 | ダイアライザーの管の内側を血液が流れる。管の外側を透析液が血液と逆方向に流れる（→p.36参照） |

2 透析療法の原理

透析療法は、半透膜を介した血液と透析液の間で生じる溶質の「拡散」と「限外濾過」の2つの原理によって水や物質の移動を行い、血液中の毒素を除去します。

拡散

- 拡散とは、溶液間で溶質分子が濃度の高いほうから低いほうへ移動することをいいます。
- 拡散には**小分子量の物質を効率よく除去できる**利点があります。
- 血液中の老廃物や電解質（カリウム、リンなど）は透析液中に移動し除去され、反対に、重炭酸イオンなどは血液中に補充されます。

> 濃い塩水と薄い塩水を同じ容器に入れると、混ざり合って濃度が均一になることをイメージしてください。

限外濾過

- 限外濾過は、圧力をかけて血液中の余分な体液（主に塩分、水分）を除去します。
- 限外濾過では、細孔を通過できる物質であれば**分子量の大きさにかかわらず濾過液と一緒に除去できる**ので、分子量の大きな物質除去は拡散よりもすぐれています。

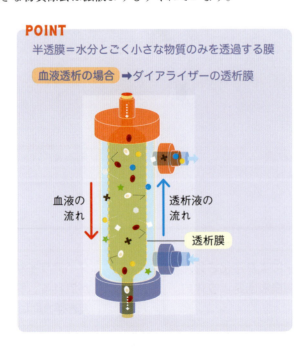

POINT
半透膜＝水分とごく小さな物質のみを透過する膜

血液透析の場合 ➡ ダイアライザーの透析膜

▼透析療法の原理

拡散
濃度勾配による溶質の移動

◆血球　●老廃物・電解質　▲電解質

POINT
溶質は濃度が高いほうから低いほうへと移動する。濃度の差が大きくなればなるほど移動は大きくなる

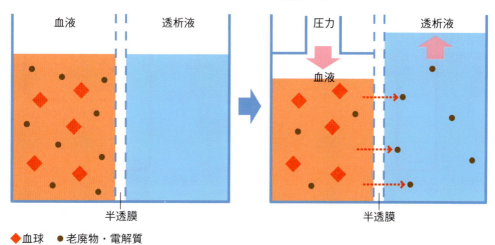

限外濾過
静水圧の差による水溶液の移動

◆血球　●老廃物・電解質

POINT
限外濾過量は膜を介する圧の差によって決まる

POINT
透析での限外濾過は透析液側からの陰圧による

Part 1 透析療法のしくみ

3 血液透析の種類と方法

血液透析療法は、用いる原理や除去される物質の違いなどによって分類されます。「拡散」と「限外濾過」の原理とつなげて理解しましょう。

血液透析（HD）

- HDでは「拡散」の原理を利用します。血液がダイアライザー内の糸の中を通過するとき、血液の中の老廃物や余分な電解質は透析液の中に排出され、透析液の中から電解質が血液の中に入ってきます。そして浄化された血液を再び体内に戻します。「限外濾過」の原理で余分な体液を除去します。

▼血液透析療法の分類

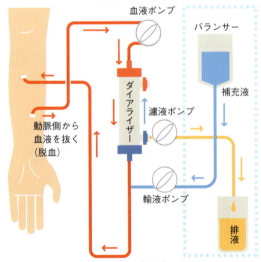

血液透析 (hemodialysis：HD) 拡散 + 限外濾過

- 小分子量の物質を効率よく除去できる
- 中〜大分子量の物質の除去が困難
- 除水を行う

血液濾過 (hemofiltration：HF) 限外濾過

- 中〜大分子量の物質を効率よく除去できる
- HDよりも循環動態が安定
- 小分子量の物質除去効率は劣る
- 置換液（補充液）が必要となる
- 除水を行う

血液透析濾過（HDF）

- 置換液または補充液と呼ばれる透析液とほぼ同等な溶液を透析回路から血液中に大量に入れながら、同時に、入れた置換液または補充液と同じ水分量をダイアライザーから濾していきます。
- HDFは、「濾過」の原理を最大限に発揮することで、β_2-ミクログロブリン（β_2-MG：分子量11,800ダルトン）などに代表される大きな分子量の物質を効率よく除去することが可能です。
- 透析中の血圧が下がりにくく、心臓への負担が血液透析よりも小さいことなども知られています。

最近は、HDFの中でもオンラインHDF（→p.30）と呼ばれる新しい方法を導入する施設が増えています。

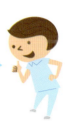

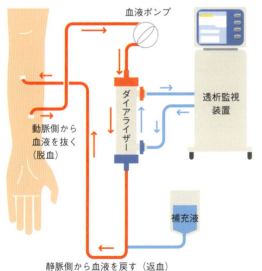

- 広い分子量範囲の物質を除去できる
- 透析困難症、透析アミロイドーシス、レストレスレッグス症候群への効果が高い
- 後希釈（→p.30）ではアルブミンの漏出が多い
- 除水を行う

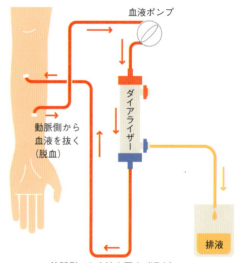

- 除水のみ行う
- 過剰な体液除去に用いる
- 血圧への影響はほとんどない

Part 1 透析療法のしくみ

❶後希釈と前希釈

- 血液がダイアライザーに入る前に置換液を注入する方法を前希釈、ダイアライザーを出た後に置換液を注入する方法を後希釈といいます。
- 前希釈は大量の置換液を用いて行います。後希釈に比べて血圧が安定し、低分子蛋白の除去にすぐれ、アルブミン漏出も少ないのが特徴です。
- 後希釈は、同じ置換量であれば老廃物除去の効率が前希釈よりすぐれています。

❷オフラインHDFとオンラインHDF

- HDFには、オフライン（Off-line）HDFとオンライン（On-line）HDFがあります。オフラインHDFは瓶や補液バッグに入った薬剤を置換液として使用する方法で、後希釈での治療が主体です。
- オンラインHDFでは無菌化した透析液を置換液として使用するため、大量の置換液を用いることで溶質の除去効率を増加させることができます。

▼HDFのしくみ

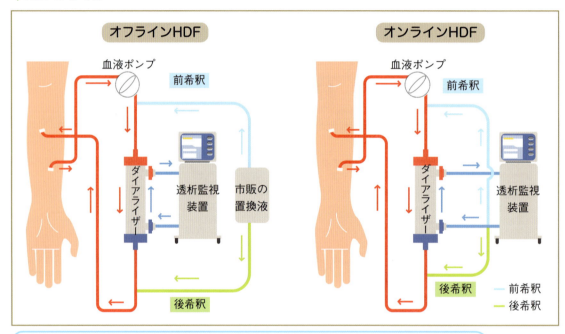

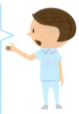

日本の施設ではHDF患者数は年々急速に増加しており、2016年末の時点で74,799人に達し、血液透析（HD）／HDF患者全体の24.2％を占めています。HDF患者の中でも、オンラインHDF患者が59,116人（HDF患者の79.0％）と最も多くなっています。HDF治療方法別患者数の推移をみると、2011年まではオフラインHDFが主流でしたが、2012年以降オンラインHDFが逆転し、顕著に増加し、その一方で、オフラインHDF患者数は年々減少しています[1]。

文献
1) 日本透析医学会統計調査委員会：わが国の慢性透析療法の現況（2016年12月31日現在）．日本透析医学会誌 2018；51（1）：1-51.

バスキュラーアクセス

血液透析のための血液を取り出す場所をバスキュラーアクセスといいます。
透析を開始する前に手術を行い、動脈の血液が静脈に流れ込むように血管をつなぎます。

しくみの概要

- 血液透析では、150〜250mL/分の血液を透析機器に循環させる必要があります。通常の静脈は穿刺して血液をとってもせいぜい50mL/分しか流れていません。
- 動脈は十分な血液をとることができますが、皮膚から深い場所を走行するため、穿刺することによる止血困難や神経損傷などの合併症のリスクが高くなります。

 これらを解決するために作成するのがバスキュラーアクセス

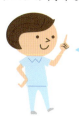 バスキュラーアクセスなしでは血液透析は行えず、透析患者の命綱といえます。

▼バスキュラーアクセスのしくみ

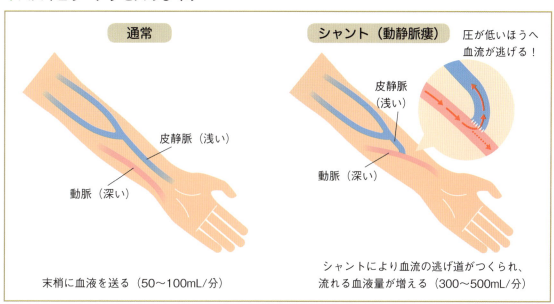

POINT
よいバスキュラーアクセスの条件＝穿刺が簡単で血液量が多すぎず、少なすぎず確保されること

種類と特徴

❶自己血管による皮下動静脈シャント（arterio-venous fistula：AVF）

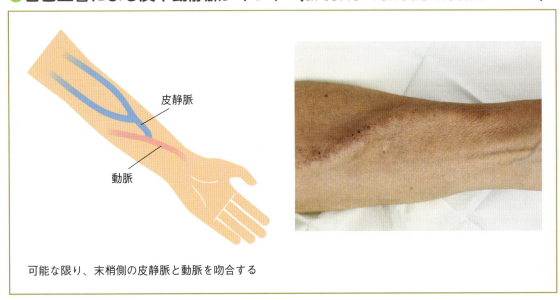

可能な限り、末梢側の皮静脈と動脈を吻合する

- 代表的なバスキュラーアクセスです。
- 動静脈を直接つなげて、動脈の血流をそのまま皮静脈に流し、その皮静脈を穿刺して血液をとり出します。
- 開存性、感染などの合併症などの観点から第１選択とされており、全バスキュラーアクセスの約９割を占めます。
- 作成部位に関しては手関節→前腕中部→肘部と、できるだけ遠位で作成するように心がけます。
- アクセストラブルで再建するときは、少しずつ中枢（上腕）に吻合を変えていきます。
- 透析中の制限があることから、利き腕でない側の上腕に造設されることが多く、作成後、使用可能になるまで約２週間待つことが望ましいです。

> **注意！**
> - 良好な皮静脈があることが必要条件
> - 心負荷をかけるため、心機能障害がある場合は注意

❷人工血管による皮下動静脈シャント（arterio-venous graft：AVG）

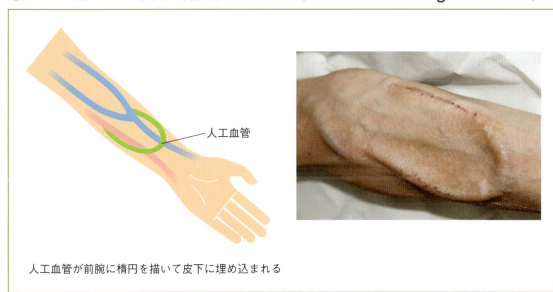

人工血管が前腕に楕円を描いて皮下に埋め込まれる

- **使用できる動脈と静脈に距離がある場合**や、**自己血管の皮静脈が荒廃している場合**に、人工血管で動脈と静脈をつないでバスキュラーアクセスを作成します。
- 人工血管は約6mmの内腔があり、穿刺はAVFより比較的容易です。
- 繰り返す狭窄の箇所に対してバイパスするように人工血管置換する場合もあります。
- 人工血管は、素材によって作成から穿刺までの期間が変わります。

注意！
- 人工物なのでAVFより感染しやすい
- 穿刺箇所が瘤になる場合もある
- 開存率はAVFより劣り、特に静脈側吻合部は狭窄しやすい
- 心負荷をかけるため、心機能障害がある場合は注意

人工血管はグラフトとも呼ばれます。

❸動脈表在化

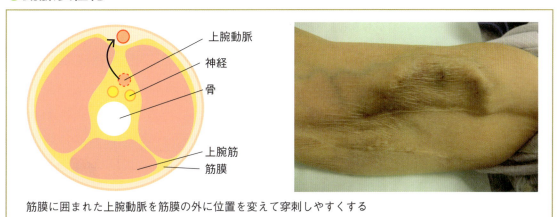

筋膜に囲まれた上腕動脈を筋膜の外に位置を変えて穿刺しやすくする

- 上腕動脈は本来筋膜の下を走行しており、穿刺は困難ですが、AVFやAVGの作成が困難な場合や、心不全傾向にある患者に対して表在化手術を行うことがあります。
- 上腕動脈を遊離して皮下に移動させて、バスキュラーアクセスとして穿刺できるようにする方法です。
- 厳密にはシャントではありませんが、シャントと併用されている場合もあります。

> **注意！**
> - あくまで動脈なので、閉塞すると上肢の虚血につながる
> - 穿刺箇所が狭く、頻回の穿刺で瘤化しやすい
> - 止血がきちんとされているかの確認が必要

❹カフ型カテーテル

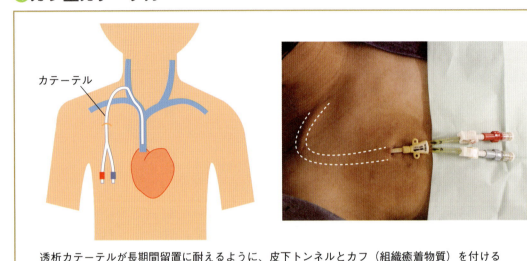

透析カテーテルが長期間留置に耐えるように、皮下トンネルとカフ（組織癒着物質）を付ける

- **AVF、AVGともに作成困難な状態**のとき、動脈表在化とともに選択肢になるのがカフ型カテーテルです。
- **内頚静脈から上大静脈にカテーテルを挿入**し、皮下トンネルを経由して前胸部にコネクターを露出させます。
- 長期臥床の患者や上肢の拘縮がある患者などで用いられます。
- カテーテルを接続するだけで透析が可能であり、穿刺の苦痛もありません。

> **注意！**
> - 常にカテーテルが露出しており、ADLが高い患者にはQOLを低下させる
> - 感染のリスクが高く、家族などの理解とケアが必要

心臓への負担を避けるために、カフ型カテーテルや動脈表在化が選択されます。

5 ダイアライザー（透析器）

血液透析は、血液と透析液の間にある半透膜を介して、水や物質の移動を行って毒素を除去します。その「半透膜」の役割を担うのがダイアライザーです。

しくみの概要

- ダイアライザー（中空糸型の場合）の中には、1万本前後の細いストローのような糸が通っていて、血液はその糸にある細い穴の中を通ります。
- 糸の外には、ナトリウムやカリウムなどの電解質とアルカリ剤が含まれる「透析液」が、血液とは反対方向に流れています。
- 糸の壁（透析膜）にある細孔を介して、血液と透析液の中の小さな分子量の物質のみが出入りできる（拡散）ようになっています。
- 血液透析では「拡散」を利用し、血液が糸の中を通過するとき、血液の中の老廃物や余分な電解質は透析液の中に出ていき、透析液の中から電解質が血液の中に入ってきます。

種類と特徴

- ダイアライザーにはさまざまな種類があり、患者の年齢や体重、除水量などによって使用するダイアライザーを選択します。
- 大別すると、コイル型・積層型・中空糸型に分けられます。

▼ダイアライザーの選択条件

- 年齢
- 体重
- 透析量
- 除水量
- 生体適合性
- アルブミン漏出量
- 大分子除去性能
- 経済性

▼ダイアライザーの種類

コイル型	歴史的に最も古く、ダイアライザーの原点である
積層型	平面状の透析膜が何層にも重なっている
中空糸型	上記参照（しくみの概要）

Part 1　透析療法のしくみ

▼ダイアライザー（中空糸型）のしくみ

血液入口
透析液出口
血液の流れ
透析液の流れ
透析液入口
血液出口

実物の例
外観は円柱形

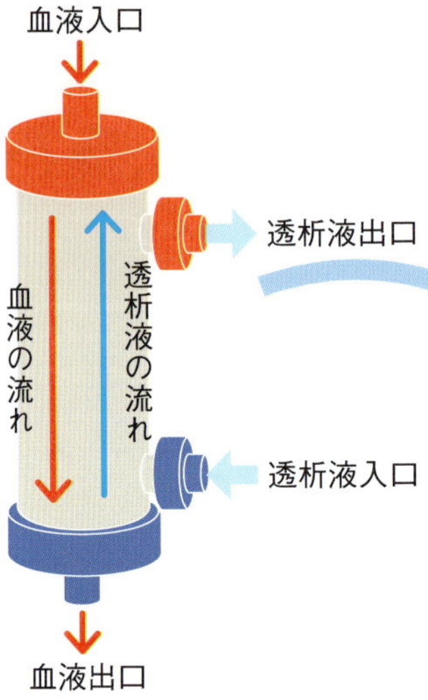

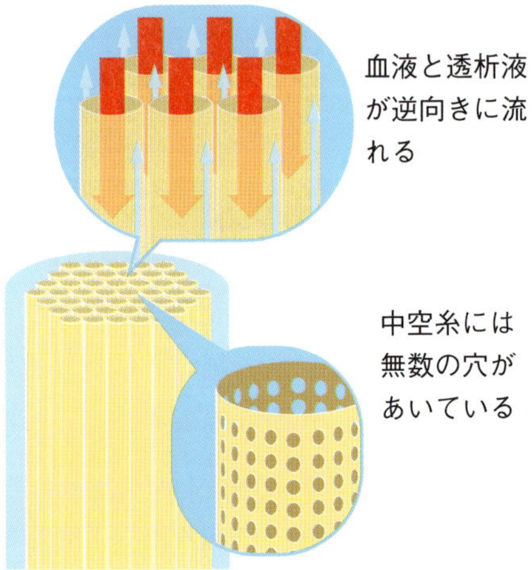

血液と透析液が逆向きに流れる

中空糸には無数の穴があいている

- ダイアライザーの中には直径が約200μm、厚さ20〜50μmほどのストロー状の繊維（中空糸）が1万本ほどギッシリ詰まっている
- 中空糸の側面には無数の穴があいており、そこから、物質や水分の移動が行われる

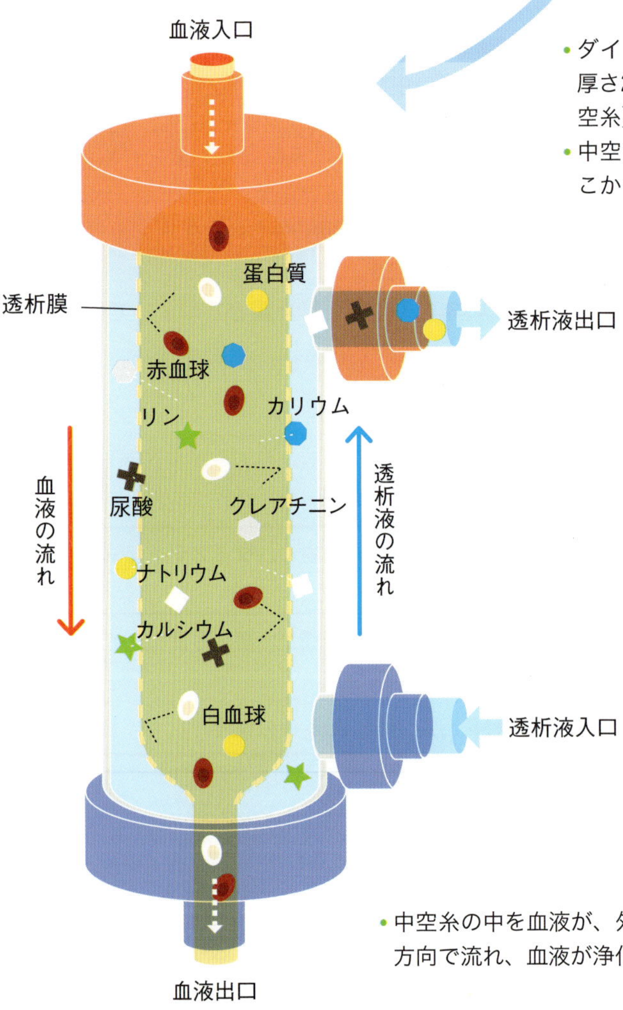

血液入口
透析膜
蛋白質
赤血球
リン
カリウム
尿酸
クレアチニン
ナトリウム
カルシウム
白血球
血液の流れ
透析液の流れ
透析液出口
透析液入口
血液出口

┌─ 透析膜を通るもの ─┐
尿毒素（尿素、クレアチニン、尿酸など）
電解質（ナトリウム、カリウム、カルシウム、リンなど）
パイロジェン（細菌が出す毒素）

┌─ 透析膜を通らないもの ─┐
赤血球
白血球
蛋白質（※低分子蛋白では通るものもある）
細菌
ウイルス
インスリン

- 中空糸の中を血液が、外側を透析液が血液と逆の方向で流れ、血液が浄化される

36

❶膜の材質

- 中空糸型ダイアライザーは膜の材質によってセルロース系と合成高分子系に分けられます。
- 一般的にセルロース系は強度が高く小分子の除去にすぐれています。一方、合成高分子系は生体適合性がよく、低分子蛋白の除去にすぐれています。

▼膜の材質の例

- CTA（セルローストリアセテート）
- PAN（ポリアクリロニトリル）
- PS（ポリスルホン）
- PMMA（ポリメチルメタクリレート）
- PES（ポリエーテルスルホン）
- PEPA（ポリエステル系ポリマーアロイ）
- EVAL（エチレンビニルアルコール）

ダイアライザーの材質は、植物由来のセルロース系膜と石油由来の合成高分子膜（ポリスルホンなど）の2種類に分けられます。

注意！
本来、血液と人工化合物であるダイアライザーが接触すること自体が特別なことであり、生体はダイアライザーを異物として認識します。そのため、患者によってはアレルギー反応が出ることもあり、注意が必要です。膜の種類によってもその出方は異なります。

注意！
ポリスルホンには親水性を高めるためにポリビニルピロリドン（PVP）が配合されています。このPVPが原因となり血圧低下などを引き起こすことがあります。

❷膜の面積

- 膜面積とはダイアライザーの大きさを表す指標です。ダイアライザーに充填されている中空糸の断面積の総和を示します。
- ダイアライザーのラベルに1.3や2.5などの数字が記されており、これがダイアライザーの膜面積を表しています。この膜面積が大きいか小さいかによって溶質の除去能が変わってきます。

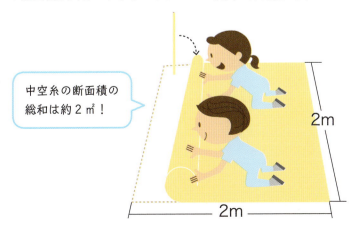

中空糸の断面積の総和は約2㎡！

Part 1 透析療法のしくみ

透析液と透析用水

透析液に用いられる透析用水には、厳格な清浄度が求められています。

透析用水の清浄化

- 透析療法に使用する透析液は、透析用水と透析原液を混ぜて作成します。
- 作成された透析液はダイアライザーの中にある中空糸の外側を通ります。血液側に逆流入するリスクを考えて、クリーンな透析液でなければなりません。そのため透析液に利用する透析用水には、細菌やエンドトキシンを基準値内に抑えるために厳しい基準が定められています。
- 透析用水の清浄化の流れは、プレフィルター（PF）→軟水装置→活性炭濾過装置→ROモジュール→RO水タンク（UV殺菌灯付き）→UF処理が一般的です。

▼透析用水清浄化の一般的な流れ

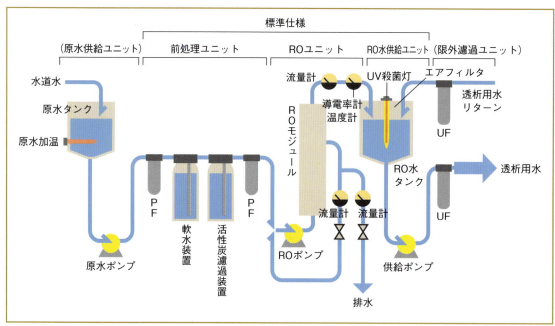

膜分離技術振興協会編：透析用水ガイドブック.膜分離技術振興協会, 東京, 2014：32.より一部改変して転載

▼一般的な透析用RO装置の基本構成

プレフィルター	鉄さびや砂などの粒子の粗いものを除去する
軟水装置	カルシウムやマグネシウムなどの成分を除去する
活性炭濾過装置	水中の遊離塩素、クロラミン、有機物を吸着除去する
ROモジュール	逆浸透の原理を利用して、有機物やイオン、細菌類など水中のあらゆる不純物を除去し純水をつくる
UV殺菌灯	RO水を一時的に貯留するためのタンク内の汚染を防止する
UF膜	RO膜で取りきれなかった細菌やエンドトキシンを除去し、より清浄度の高い透析用水にする
ETRF	エンドトキシンを捕捉するフィルター

透析液の作成と供給

- 清浄化処理された透析用水と透析原液（A液とB液）とが混合され、透析液として利用されます。
- つくられた透析液は透析室内に張り巡らされた配管内を通り、透析監視装置（→p.40参照）へと供給されます。
- 透析監視装置直前でもエンドトキシンを捕捉するために、エンドトキシン捕捉フィルタ（endotoxin retentive filter：ETRF）を備え付けるのが一般的です[1]。

▼エンドトキシンや細菌を除去することが重要

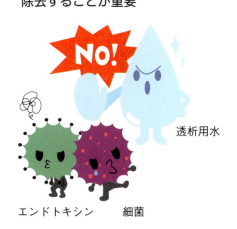

▼透析液の作成

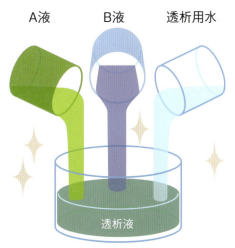

A液：B液：透析用水＝1：1.26：32.74 の比率で混ぜ合わせる

文献
1) 膜分離技術振興協会編：透析用水ガイドブック. 膜分離技術振興協会, 東京, 2014：16-20.

Part 1 ● 透析療法のしくみ

7 透析監視装置

ダイアライザーときれいな透析液の準備ができたら、いよいよ透析治療の開始です。
透析監視装置が、その治療全体をコントロールしています。

- 透析監視装置は、透析治療に必要な各種設定を行ったり、作動状況や患者情報をモニタリングする装置です。

▼透析監視装置の例

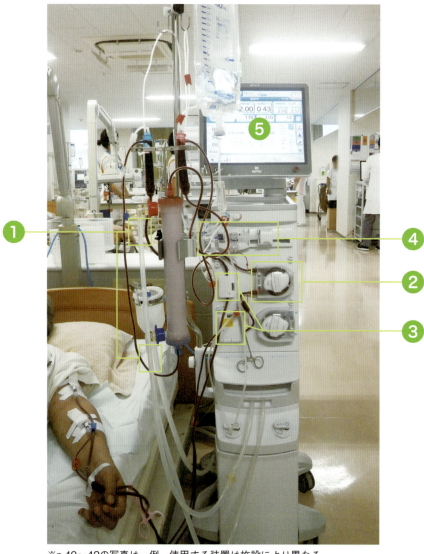

※p.40〜42の写真は一例。使用する装置は施設により異なる

しくみの概要

❶透析液供給部

- 1分間に約500mLの透析液をダイアライザーに供給します。
- 透析液側を陰圧にすることによって除水を行うことができます。

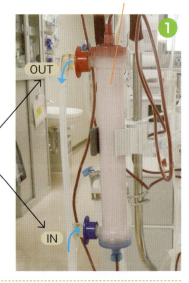

ダイアライザー

2本のホースから透析液が出入りする

❷血液ポンプ

- 血液を体内からダイアライザーへ導き、再び体内へ戻す役割を担います。

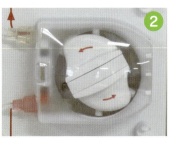

❸気泡検知器

- 空気が体内に入らないよう返血回路側に設置します。

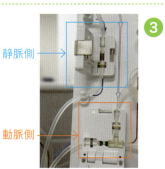

静脈側
動脈側

❹シリンジポンプ（抗凝固薬）

- 主にヘパリン（他の抗凝固薬の場合もあり）を使用し、透析中に回路やダイアライザーが凝固するのを防ぎます。

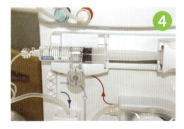

Part 1 透析療法のしくみ

❺操作パネル[1]

- 各種設定のほか、運転状況や患者情報も確認できます。
  - ⓐ **静脈圧**：血液が体内へ戻る返血側回路内の圧力や留置針の状態を表す
  - ⓑ **透析液圧**：透析液側の圧力を反映し、静脈圧や除水速度に左右される。ダイアライザーの凝固、目づまりも反映
  - ⓒ **透析液温度**：通常35〜38℃の範囲であることを確認する
  - ⓓ **除水量**：リアルタイムで除水量を表示する
  - ⓔ **濃度**：透析液の濃度監視の方法として電気伝導度によって測定するものが一般的である

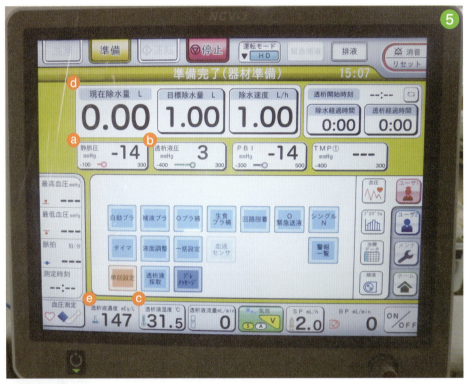

※画面は一例

● 警報（アラーム）

- 漏血警報
- 透析液濃度警報
- 温度警報　など

文献
1) 医療機器センター監修：ME機器保守管理マニュアル 改訂第3版. 南江堂, 東京, 2009：59-65.

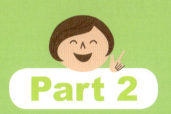

Part 2
透析前・中・後の観察とケア

❶ 血液透析の流れ

❷ 血液透析の手順

❸ 透析実施時のチェック項目

❹ 透析開始前 の観察・ケア

❺ 穿刺と回路固定のコツ

❻ 透析中 の観察・ケア

❼ 透析終了後 の観察・ケア

❽ 透析離脱時の対応

❾ 周術期における透析管理

1 血液透析の流れ

透析療法は、血液を体外循環させて行うため、1つのミスが大きな事故につながります。
1回の透析治療の流れを確認・理解して実施することが重要です。

流れのイメージ

透析開始前
1. 必要物品の用意 →p.45, 47
2. ダイアライザー・血液回路の透析監視装置への装着 →p.45, 48
3. プライミング →p.45
4. 患者入室・体重測定 →p.55

透析開始〜透析中
5. 透析開始前の確認・タイムアウトの実施 →p.48, 52, 54
6. 穿刺・体外循環開始 →p.48, 59
7. 透析中の患者状態の観察 →p.68
8. 返血実施 →p.50

透析終了
9. 抜針止血・止血確認 →p.73
10. 患者状態の確認・体重測定・患者退室 →p.74
11. 物品の処理・廃棄 →p.51

② 血液透析の手順

血液透析の細かい操作手順は、施設や使用する物品・機器によって異なります。ここでは大きな流れを把握しましょう。

患者入室前の準備

❶物品の準備

- 安全な透析治療のために、ダイアライザーは透析指示と合致するか、ダイアライザー・血液回路の外観・内部に破損はないか、滅菌期限内であるか、異物混入がないかを事前に確認します。

▼血液透析の必要物品（湘南鎌倉総合病院の場合）

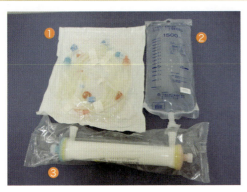

❶ 血液回路
❷ 生理食塩液 1500mL
❸ ダイアライザー
- ディスポーザブル手袋
- 消毒用アルコール綿

※施設により必要物品は異なる

❷プライミング

- プライミングとは、ダイアライザーおよび血液回路内の細かな塵、膜の保護材などの洗浄と空気の除去により、治療が開始できる状態にすることです。
- プライミング操作により、血液回路やダイアライザーの破損・異常なども確認できます。
- ダイアライザーには、中空糸を保護するために保護剤が塗布され充填液が入っているウェットタイプと、充填液の入っていないドライタイプがあり、プライミングの手順が異なります。
- 空気の除去に関しては特に注意が必要です。空気が生体内に混入すると塞栓症を引き起こし、生命の危険があります[1]。

プライミングの操作については、各施設の操作マニュアルに従って実施してください。

Part 2 透析前・中・後の観察とケア

▼血液回路の全体像

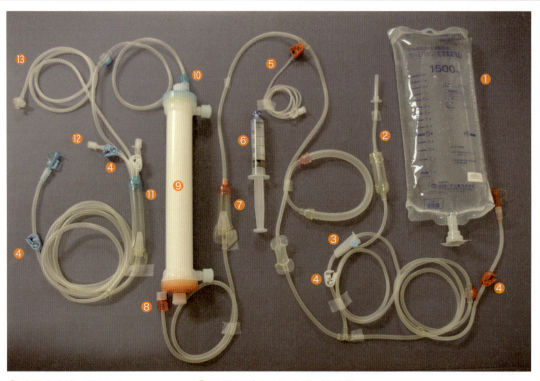

❶ 生理食塩液 1500mL
❷ 補液ライン
❸ ローラークランプ
❹ クランプ
❺ 抗凝固薬注入ライン
❻ 抗凝固薬
❼ 動脈側エアートラップ
❽ 動脈側ダイアライザー接続部
❾ ダイアライザー
❿ 静脈側ダイアライザー接続部
⓫ 静脈側エアートラップ
⓬ 液面調整ライン
⓭ 圧力モニターライン

POINT
血液回路は、必ず動脈用回路には赤色、静脈用回路には青色がついています。
ダイアライザーと接続するときには、同じ色どうしを接続しましょう。

COLUMN　全自動透析装置によるプライミング

　透析操作には熟練した技術を要します。しかし、透析医療・技術が発達し透析液の清浄化や透析機器が進歩したことにより、清浄化された透析液を用いて自動プライミングを行う透析装置が普及してきました。
　全自動透析装置を導入することにより、医療事故を軽減でき、より安全な透析治療を提供できるようになります。自動プライミングは各メーカー独自の機構を採用しているため、使用時は添付文書に記載された基準や学会の水質基準を遵守する必要があります。

透析開始操作

- 透析を開始する際は、「穿刺を行う者」と「穿刺の介助および機械操作を行う者」の2名で行います。

▼透析開始時の穿刺用必要物品

穿刺針	・15〜17Gがあり、患者ごとに使用する穿刺針が異なる
穿刺・返血時に必要な衛生材料	❶ 防水シーツ ❷ 固定用テープ ❸ 穿刺部保護用ガーゼ ❹ 消毒薬 など ・消毒薬は、当院ではアルコール綿を使用している 近年ではこれらをパッケージ化したディスポーザブルキットが普及している
透析条件表	・ドライウェイト（DW）、ダイアライザー、抗凝固薬、感染症の有無、注射薬、投与薬、処置など、患者に必要な医師の指示や情報が記載され、これをもとに透析の準備や実施が行われる
消毒薬	・シャント・グラフト穿刺前の皮膚消毒には、0.5％クロルヘキシジングルコン酸塩含有アルコール（速効性と持続活性を併せもつ）、10％ポビドンヨード、消毒用エタノール、70％イソプロパノールのいずれか（各施設で決められた消毒薬）を用いる ・アルコール過敏症や皮膚が脆弱・敏感な患者の場合は、0.5％クロルヘキシジングルコン酸塩含有アルコール以外のポビドンヨードなどを選択する
個人防護具	・透析室は血液の飛散が多い環境であり、各種個人防護具（手袋、エプロン、ガウン、マスク、ゴーグル、フェイスシールドなど）着用の遵守が求められる ・個人防護具は、患者の血液、体液、排泄物による曝露からの感染リスクを低減させる

指示と異なる条件での透析は大きな医療事故につながるため、透析治療を開始する前に必ず2名で確認します。

Part 2 透析前・中・後の観察とケア

▼透析開始前（穿刺前）の確認ポイント（→p.53参照）

- 患者本人に名前と生年月日を言ってもらう（患者確認、患者誤認防止のため）
- 患者名と装置の表示名が合っているか（透析支援システムを使用している場合、透析監視装置に患者名が表示される）
- 治療方法（HD・HDFなど）、透析時間、ダイアライザーが合っているか
- 抗凝固薬の種類、抗凝固薬ダイヤル（透析監視装置に表示されている時間注入量）
- 血液回路とダイアライザーが確実に透析監視装置とホルダに装着され、血液回路にねじれや折れなどがなく、回路内が生理食塩液で満たされているか、接続部のゆるみや生理食塩液の漏れがないか
- 閉じるべき側管が正しくクレンメで閉じられているか
- ダイアライザーの向きが垂直で、血液と透析液の流れが対向するように接続され、かつ透析液側に透析液が灌流し、液漏れがないか

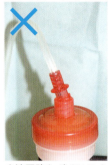
血液回路とダイアライザーの接続部が斜めになっている

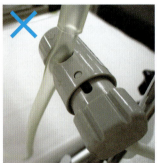
気泡検知器に正しくセットされていない

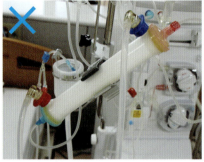
ダイアライザーと透析液の接続が逆になっている

- 除水計算（総除水量、時間除水量）し、設定量に間違いはないか
- 穿刺針、消毒薬、固定用テープ
- 透析中に使用する指示薬剤

穿刺の手順　※一例

1 患者の血圧・脈拍・体温を確認し、併せて患者の状態を確認する

- 透析前に患者情報を把握することで安全な透析ができます。
- 患者の異常を医師に報告することで検査などの指示が得られます。

2 シャントの状態を観察（見る・聴く・触れる）し、適切な穿刺位置を決定する（→p.59参照）

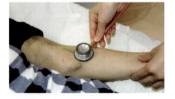

| 3 | これから穿刺する旨を患者に告げ、動脈側および静脈側の穿刺を行う（→p.59参照） |

| 4 | 動脈側・静脈側それぞれに血液回路を確実に接続する |

| 5 | 穿刺針と血液回路をシャント肢に固定する
（→p.63参照） |

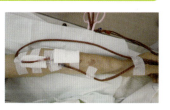

| 6 | 穿刺が終了し、透析治療を開始する旨を患者に伝える |

- 開始時間は、患者にとって終了時間を知る重要な情報です。

| 7 | 血液ポンプの血液流量を100mL/分以下の低流量に設定し、動脈側穿刺針から十分な脱血が得られること、静脈圧の上昇程度を確認する |

| 8 | 指示された血液流量まで徐々に上昇させ、他の透析条件の指示に従い各設定を行う |

POINT
透析中の投薬や処置は、タイマー機能を使うと忘れるのを防げます。

POINT
穿刺終了後患者から離れる前に、動脈側・静脈側の回路接続、指示血流量、抗凝固薬の初回注入量、持続注入量、透析が開始しているか、再度確認しましょう（→p.53参照）。

透析終了操作　→p.53参照

| 1 | 予定した除水が完了し、指示された透析治療時間が経過していることを確認する |

| 2 | 採血や薬剤投与の有無など、終了時の指示を確認する |

- 採血は適正な部位から行い、薬剤の投与はエアの混入を防ぐため、静脈側チャンバより上部で行います。

| 3 | 返血に必要な物品（止血用ガーゼ・テープ、消毒薬）がそろっていることを確認する |

- 返血に鉗子を使用する場合、必要本数を準備します。

▼必要物品

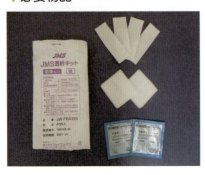

必要物品がパッケージ化されたディスポーザブルキットの例

| 4 | 返血開始時の生理食塩液の残量が十分にあることを確認する |

| 5 | 返血者は清潔な手袋・エプロン・ゴーグルを装着する |

| 6 | 返血が終了するまで、透析用監視装置の各種警報装置が正常に機能していることを確認する |

| 7 | 血液流量を100mL/分に下げる |

| 8 | 補液ラインの動脈針側をクランプする |

- 補液ライン内部に気泡や凝集塊がある場合は、これらを血液ポンプ側に移動させます。

| 9 | 補液ラインから生理食塩液を動脈側穿刺針方向に自然落差で送り、血液を生理食塩液で置換する |

- 動脈側穿刺部の圧が高く置換が難しい場合は、生理食塩液バッグを圧迫し置換します。
- 動脈表在化の場合は生理食塩液バックを圧迫せず、回路を離断し返血する方法もあります。
- 置換後は、穿刺針側の回路をクランプします。

| 10 | 血液ポンプを100mL/分で作動させ、血液回路・ダイアライザー内の血液を生理食塩液で置換する |

| 11 | 生理食塩液で置換が完了したら血液ポンプを停止する |

| 12 | 返血操作が終了した時点で、静脈側チャンバ以降の血液回路を2か所以上クランプし、止血の準備をした後に動脈・静脈穿刺針を抜去する |

注意！
穿刺針を固定している絆創膏は、ゆっくりとはがすようにしましょう（スキンテアの予防）。絆創膏をはがす方向に皮膚が引き上げられ、皮膚剥離が生じる場合があります。特に高齢者では容易に皮膚剥離を起こし、それがバスキュラーアクセス部の感染をきたし、穿刺範囲が限定されるなどの原因となります。

| 13 | 動・静脈穿刺針を血液回路から外し、針捨てBOXへ破棄する |

| 14 | 付属のコネクタに接続し、回路を閉鎖する |

| 15 | 使用済の血液回路を回収する |

- 使用した血液回路およびダイアライザーは、各施設の処理基準に従い、すみやかに専用廃棄物容器に回収し、所定の場所に保管します。

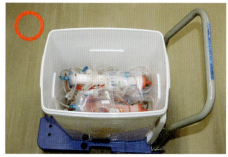

容器の80％程度で廃棄する

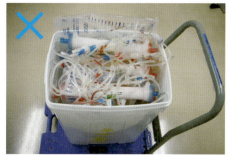

容器から血液回路などがあふれている

文献
1）余田明彦：プライミング・セッティング．透析ケア 2015；21（5）：22-25.

3 透析実施時のチェック項目

安全な透析治療を行うために、透析条件指示の確認と患者状態の正確な把握が重要となります。

安全な透析治療の条件

- 安全に透析治療を行うには、透析関連機器の正常な動作はもとより、透析の準備や返血操作などの手技を正確に行う必要があります。
- 透析治療を安全に行うために、患者1人1人の透析条件を確認し準備します。
- 透析中は患者状態の観察が重要です。

▼透析室スタッフ全員の心がけ

作業ごとの手洗い・手袋着用、患者への声かけ

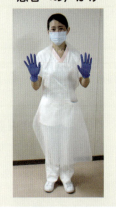

情報共有

ダブルチェック・トリプルチェック

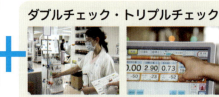

チェックリストの活用

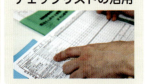

透析室では感染管理の徹底と、事故防止のための確認、情報共有が重要です。

※p.52，55の写真は湘南鎌倉総合病院のスタッフがモデルになっています。

▼透析条件表の例

ID		氏名			透析監視装置No		感染症	
血液浄化方法					アクセス 右 左 AVF AVG 表在化A			
ダイアライザー					禁忌			
抗凝固薬	ヘパリンNa 低分子ヘパリン ナファモスタット		初回 持続	U U/h	針 テープ	A G	V	G
血液流量(QB)				ml/min	消毒	アルコール綿 クロルヘキシジン イソジン		
透析時間				h	DM	あり	なし	
					認知症	あり	なし	
					透析導入日	年	月	日
DW				kg	風袋	kg		
	開始時		透析中		終了時			
注射・点滴						月	水	金
					ESA製剤			
					VitD製剤			
					エルカルチン			
					鉄剤	/～/		
内服								
その他								

Ⓒ湘南鎌倉総合病院

▼血液透析のタイムアウトの例

*青字は記入例

外来患者用　血液浄化センター　治療開始時　終了時タイムアウト

ID：123456　　患者名：透析 太郎　様

☆手を止めて確認する。レ点でチェックし空欄を作らず完成させる

	日付	20XX 年 X 月 1 日	3 日	5 日	8 日	10 日
	確認事項（読み上げ）					
HD&HDF 治療開始前（穿刺前）	患者確認	✓				
	患者名透析監視装置表示	✓				
	血圧測定	✓				
	採血・検査有無	✓				
	治療方法・時間	✓				
	ダイアライザー・回路	✓				
	抗凝固薬の種類・設定	✓				
	プライミング★下記条件	✓				
	機器設定	✓				
	除水設定（加算注意）・補液設定	✓				
	穿刺針、消毒薬、テープ、アレルギー	✓				
	その他の指示	✓				
治療開始後	★実施内容と条件表の読み合わせ　他★					
	穿刺針の位置・固定	✓				
	抗凝固薬のショット・持続設定	✓				
	血流量設定	✓				
	除水・補液流入の開始	✓				
	その他の指示	✓				
	透析中に投与する薬	✓				
	ナースコールの設置	✓				
	サイン	穿刺者サイン	穿刺者	穿刺者	穿刺者	穿刺者
		介助者サイン	介助者	介助者	介助者	介助者
返血直前	治療終了時間か	✓				
	除水量・補液完了	✓				
	投与薬投与	✓				
	その他の指示実施	✓				
	サイン	返血者サイン	返血者	返血者	返血者	返血者

★プライミング確認：血液回路、補液回路、ダイアライザー内が可能な限りエアー抜きされている/正しいクランプ、液面の設定/各接続部まし締め/水漏れなし
★陰性荷電膜使用時、ACE阻害薬を内服しているとブラジキニンが体内に蓄積し血圧低下、ショックを起こす危険性がある

©湘南鎌倉総合病院

2 観察とケア
❸ 透析実施時のチェック項目

④ 透析開始前 の観察・ケア

適切な体重測定を行い、透析間体重を正確に測定することで、無理のない除水速度、透析時間を設定します。

除水量の決定

- 末期腎不全に至ると溶質除去とともに尿量が低下し、食事や水分補給により体液が貯留するため、透析により過剰な水分の除去（除水）を行う必要があります。
- 除水量を決めるうえで大切なのは、「透析施行前の患者の体重がドライウェイト（dry weight：DW）からどのくらい増えているのか」です。
- DWとは「体液量が適正で、透析中に過度の血圧低下を生じることなく、かつ長期的にも心血管系への負担が少ない体重」のことです。
- 透析患者は、常にDWに近い体重になるように透析で除水を行っています。そのためDWは透析患者にとって重要な基準です。

▼除水量決定の考え方

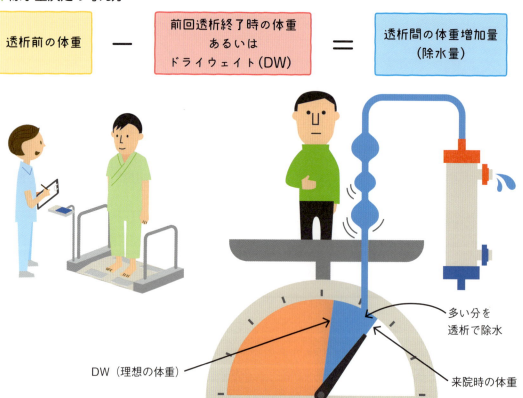

❶体重測定

- 前回透析終了時の体重もしくはDWから、現在の体重がどのくらい増えているかを計算して除水量を設定するので、体重の正確な測定が重要になります。
- 透析間の体重増加は、塩分摂取量、飲水量、尿量などによる**体液の増加以外に、便秘や食事量の影響によっても起こります**。

▼体重測定の方法 〈声を出して2人以上で確認！〉

❶ 体重計（バリアフリースケール、デジタルスケールベッドなど）に故障がないか、異物や壁に接触していないかを確認する

❷ 表示をゼロにしてから測定を行う

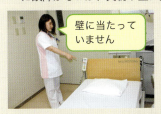
壁に当たっていません

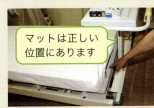
マットは正しい位置にあります

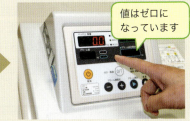
値はゼロになっています

- 毎回の測定条件をそろえることが重要
- 重ね着やコルセットなどを着用している場合、通常の着衣との重量差を確認する
- くつやスリッパなどの履き物があれば、脱いで測定する（履いたまま測定する場合もある）

[くつを脱いで測定する場合]

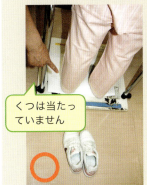
くつは当たっていません
○

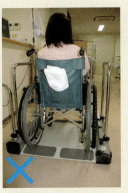
×
タオルが入っている

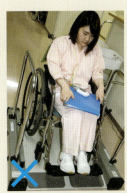
×
くつを履いている
ファイル・心電図モニターを持っている

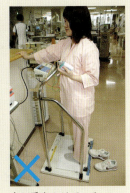
×
台に手をかけている
くつが体重計に乗っている
心電図モニターを持っている

- 車椅子に乗ったままでの体重測定では、車椅子にカルテなどが乗っていないかも確認する
- 車椅子により重量が違うため、通常使用している車椅子であるかも確認する
- 点滴施行中、モニター器具装着、車椅子使用、つり上げ式での体重測定など、測定数値に計算を必要とする患者は、2回の体重測定、さらには複数のスタッフによる確認を行う

POINT
点滴中の患者は、 点滴投与速度 × 透析時間 の量を除水量に加算します。

❷体重変化のとらえ方

- 原因が過度の水分増加（体液増加）によるのかを確認することが大事です。
- 過度の体重増加の場合には、「水分過剰摂取の原因となる塩分の摂取が多くなかったか？ 飲水量は多くなかったか？ 食べすぎたのか？ 便秘が続いていないか？」などの問診も必要になります。
- 体液量増加があると、血圧上昇につながり、浮腫や労作時呼吸困難、起座呼吸など心不全症状を起こします。脈拍も速くなり、心臓での酸素需要量が多くなるため、胸痛など狭心症症状が起こり得るので、胸部症状に関しても問診を行います。
- 体重増加が普段よりも少ない場合は、体重測定方法の間違い、または食事量の減少、嘔吐・下痢、着衣の変更などがないか、患者に確認します。

▼体液量過剰は心不全につながる

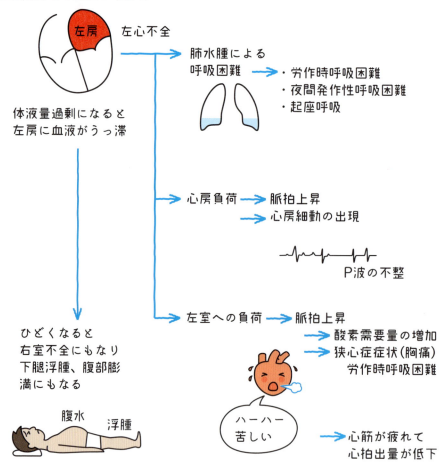

▼心不全の所見

患者の症状・訴え	観察所見
・呼吸困難 ・咳 ・喘鳴	・血圧上昇 ・経皮的動脈血酸素飽和度（SpO_2）低下 ・呼吸促迫（呼吸数上昇） ・wheeze（呼気性喘鳴）
・動悸 ・冷感 （心拍出量低下）	・脈拍上昇 ・チアノーゼ（心拍出量低下）
・浮腫	・pitting edema（圧痕性浮腫） ・腹囲増量

▼体重増加時の観察ポイント

- 血圧を測定して収縮期血圧上昇がないか？
- SpO_2の低下があるか？
- 呼吸が促迫していないか？
- 脈拍が速くないか？
- 下腿の浮腫が進行していないか？
- 喘鳴がないか？
- 心雑音が悪化していないか？
- 腹部膨満がないか？

❸除水量の算出

- 正確に体重測定をした後、どのくらい除水するのかを決定します。
- 1回の目標除水量は、透析前の体重からDWを引いた体重増加量に加え、透析中の飲水量と返血用置換量（プライミング時と回収時）を加算した量です。
- 目標除水量を予定透析時間で割った時間除水量は15mL/kg/時を超えないように推奨されています[2]。15mL/kg/時を超えてしまった場合は、透析時間の延長、透析回数を増やすなど調整します。

▼目標除水量と時間除水量

体重増加量 (kg) ＋ 返血用置換量 (L) ＋ (透析中の飲水、点滴など) (L)

＝ 目標除水量 (L)

目標除水量 (L) ÷ 予定透析時間 (時) ＝ 時間除水量 (L/時)

これが15mL/kg/時を超えないようにする

超えるようならば時間を延長したり、透析回数を増やす
例 （4時間→6時間）（週3回→週4回）

- 一般的に透析間の体重増加は、**中1日でDWの3％、中2日でDWの6％未満**に抑えるように指導する[1]ので、それ以上体重が増えている場合は、体液過剰である可能性が高くなります。

▼透析間の体重増加量のめやす

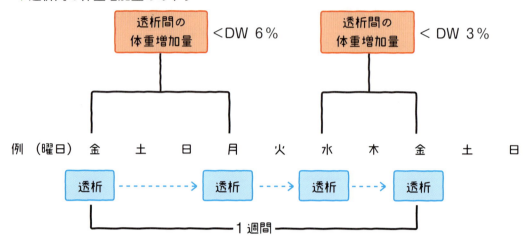

POINT
1回の透析で必ずDWに達しなければならないわけではなく、透析間の体重増加により除水量を変更して、週最後の透析終了時にDWに達することを目標とします。

❹血圧測定・血圧目標値

- 血圧測定は透析開始前（穿刺時の緊張がかかりにくい穿刺5分前）に、非シャント肢で行います。
- 家庭での血圧測定も重要です。**週当たりの平均血圧**（weekly averaged blood pressure：**WAB、週3回の透析前後の血圧と毎日の起床時と就寝時の家庭血圧の平均値**）を測定します。WABは左室肥大や心血管障害と関連があり重要な血圧値で[3]、**140/90mmHg未満**が妥当です。
- WABは週中日の透析を行った翌朝の血圧に一致します（透析を月水金に行う患者なら木曜日、透析を火木土に行う患者なら金曜日がWABに当たる）。

▼透析患者の血圧目標値

週はじめの透析前血圧	140/90mmHg未満
家庭血圧の収縮期血圧	125〜145mmHg

※血圧目標は、明らかな心機能低下のない安定して外来透析治療を受けている患者についての基準[2]（透析患者は虚血性心疾患や大動脈弁狭窄症などの心血管合併症が多く、常時低血圧患者も少なくないため）

文献
1) 水口潤, 友雅司, 政金生人, 他：一般社団法人日本透析医学会 維持血液透析ガイドライン：血液透析処方. 透析会誌 2013；46(7)：587-632.
2) 平方秀樹, 新田孝作, 友雅司, 他：社団法人日本透析医学会 血液透析患者における心血管合併症の評価と治療に関するガイドライン. 透析会誌 2011；44(5)：337-425.
3) Moriya H, Ohtake T, Kobayashi S. Aortic stiffness, left ventricular hypertrophy and weekly averaged blood pressure (WAB) in patients on haemodialysis. *Nephrol Dial Transplant* 2007；22：1198-1204.

穿刺と回路固定のコツ

透析患者が最もストレスを訴えるのが穿刺です。ポイントをおさえて苦痛を軽減しましょう。また、安全な透析を行うために、針と回路の固定にも工夫が必要です。

穿刺のポイント

❶観察　見る・聴く・触れる

- シャント肢の浮腫（むくみ）、指先の冷感を感じた場合、反対側の腕と比較しましょう（静脈高血圧症、スチール症候群の観察）。
- シャント肢に発赤、熱感、腫脹、疼痛（圧痛）、排膿などの**感染徴候がないかを確認**します。特に人工血管内シャント（AVG）の感染は難治性で、抜去などの手術を要することがあるため、注意深く観察しましょう。

> **注意！**
> 皮膚トラブルにも注意が必要です。固定テープ、穿刺痛緩和の貼付用局所麻酔薬、消毒薬が原因のかぶれ、かゆみから生じる掻き傷などは感染のリスクとなります。

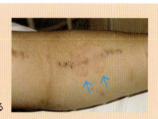

かぶれ（↑部）を認める

- 内出血している場合は、以前の透析によるものかの判定が必要です。前回透析の穿刺、もしくは止血時に腫脹して生じたものであれば、この部位への穿刺は困難な場合が多く、避けることがベストです。
- シャント音が変化する部位は狭窄があると推測できます。

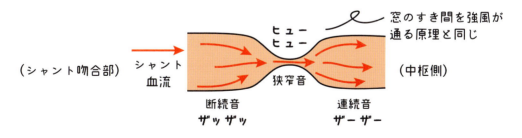

- 吻合部から第2、3指を使い中枢側へ血管をたどっていきましょう。血管の怒張、拍動、スリルを認める場所から、狭窄部位が推測できます。
- たどった血管がシャント血管なのか、動脈なのか判別が困難な場合、**吻合部を押さえて血流が途絶し拍動がなくなればシャント血管、拍動が止まらなければ動脈**と判断できます。鑑別には超音波診断装置（エコー）の使用も有効です。プローブを押し当てて安易に平たんに虚脱しない血管が動脈です。

> **注意！**
> 瘤を認めた場合は、その性質に注意が必要です。急にできた瘤、どんどん大きくなる瘤、表面の皮膚が薄く青白く光っている場合、感染を起こしている場合などは、出血のリスクがあるため医師へ報告しましょう。

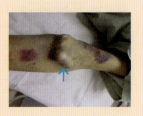

瘤（↑部）と内出血を認める

- 瘤がある場合はその中枢側に狭窄部位を認める場合が多く、穿刺部を検討する必要があります。瘤より中枢側は脱血不良の可能性、末梢側（シャント吻合部側）は止血不良の可能性があります。もちろん、瘤には穿刺をしてはいけません。

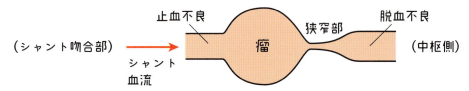

❷駆血　力加減が重要

- 表在化動脈、AVGへの穿刺に駆血は不要です。自己血管内シャント（AVF）であっても、穿刺部位より中枢側に狭窄があり、血管の怒張を認める場合は駆血不要でしょう。
- 適切な駆血で内腔が広がる血管も、駆血が弱ければ拡張も不十分で、穿刺の的が小さくなります。穿刺の成功率を上げるためには、駆血の強さは非常に重要です。しかし必要以上の強さ、時間は患者に苦痛を与えるだけでなく、シャント血管へダメージを与えることにもつながるため注意が必要です。
- 高齢の患者、やせ型の患者は筋肉量が少なく、シャントによって血流量が増えて太くなった上腕動脈が自然と表在化してきます。強い駆血により、この動脈の血流を遮断してしまうと、シャントの血流が乏しくなります。血圧が低い患者ではシャント血管への血流が激減することもあるので注意が必要です。
- シャント造設後間もない血管、脆弱な血管への駆血は慎重に行います。このような血管は駆血のみで血管損傷を起こすリスクがあり、また穿刺針の挿入後も駆血を続けることで不要な力が加わり腫脹してしまうことがあります。有効な手技として穿刺介助者による用手駆血があります。
- 的確に穿刺できた感覚は、穿刺者にしかわかりません。穿刺できた瞬間に介助者に駆血中止を伝えます。
- 直接皮膚の上から駆血することは患者にかなりの痛みを感じさせます。高齢で皮膚が脆弱な場合はさらに訴えが強くなるため、着衣の上からの駆血を心がけましょう。

❸穿刺　指先に神経を集中させる

- 自分の穿刺技術を把握したうえで穿刺する血管を決めましょう。
- 患者にも協力してもらいましょう。穿刺しやすい位置に体勢や腕の向きを変えてもらうことも正確な穿刺につながります。
- 尺側への穿刺などは軽く側臥位をとり、腕を外転することで穿刺者の視線と血管が一直線上になり、

血管をとらえやすくなります。

- 穿刺箇所を決定したら、迷わず穿刺します。少しでも迷いや違和感が生じた場合は、その部位への穿刺は検討し直したほうがよいでしょう。
- 神経の走行を考慮し穿刺部を選択しましょう。

▼穿刺する部位を決めたら

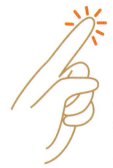

第2指に神経集中！

「利き手と反対側の第2指先」に神経を集中させ、血管の深さ、太さ、形状を立体的にイメージする

▼穿刺時は神経損傷に注意

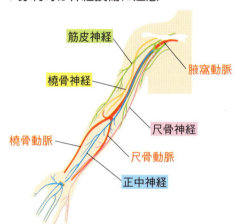

筋皮神経／橈骨神経／橈骨動脈／尺骨動脈／腋窩動脈／尺骨神経／正中神経

POINT
実際に穿刺を行う場合、慣れるまではシリンジを使用することも有効です。

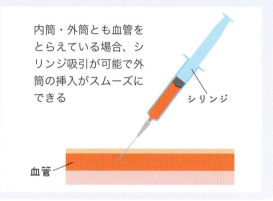

内筒・外筒とも血管をとらえている場合、シリンジ吸引が可能で外筒の挿入がスムーズにできる

シリンジ／血管

❹難しい血管へのアプローチ

- 浮腫（むくみ）があり、触れにくい血管の場合、指で圧迫するとわかりやすくなります。
- 細めで浅い位置の血管には穿刺針を水平に近い状態で挿入します。脆弱な血管同様、少しでも血管壁を傷つけると容易に腫脹することがあるため、駆血は弱めか、穿刺直後に外すようにします。
- 高齢患者の場合、尺側の血管はコロコロして動きやすいため、利き手とは反対側の指で保持します。
- 穿刺が難しい場合、可能であればエコーを活用するとよいでしょう。穿刺箇所として適当と思われる血管の深さ、走行、内径などを確認できます。壁在血栓や石灰化の確認も可能で、それらを認めた場合、この部位への穿刺は避けるべきです。

▼穿刺困難なシャントへのエコーガイド下穿刺

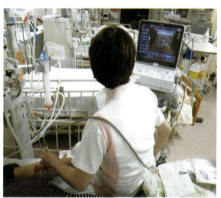

深い位置、狭窄、蛇行、屈曲している血管などは、エコーで確認しながら穿刺を行うとよい

❺穿刺がうまくいかなかったら…

- エコーガイド下で針先の修正を試みます。
- エコーの使用が困難、針先の修正が困難な場合は、すみやかに抜針します。
- 確実に止血を行い、再穿刺をします。
- 再穿刺の選択を誤ると、患者にさらなる苦痛を与えることになります。

POINT

腫脹してしまった場合、脱血側の再穿刺は腫脹により脱血不良が起こる場合があるため、より吻合部側へ穿刺します。返血側の再穿刺は、腫脹を増強させるリスクがあるため、より中枢側への再穿刺が好ましいでしょう。

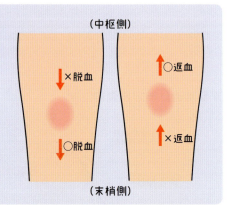

注意！
再穿刺もうまくいかなかったら、他のスタッフに再穿刺を依頼します。ミスが続くと、精神的にも集中力が保てなくなります。そしてミスが重なると患者との信頼関係にも悪影響を及ぼしかねません。

- 患者が痛みを訴える場合、腫脹している場合などは軽いアイシングや冷湿布などをあてることでやわらぐことがあります。
- 透析中は穿刺ミス部の観察を怠らず、患者に痛みの様子を確認しましょう。
- 次回の来院時も同様に観察を行います。
- 穿刺困難であったことは必ず透析記録に残し、次回以降の穿刺の際、情報共有が必要となります。ミスの後は往々にして穿刺困難となっていることが多いです。

抜針事故を防ぐ固定方法とポジショニング

- 抜針事故は、透析室で起こりやすい医療事故の1つです。大量出血は患者の命を奪うことにもつながるため、徹底した予防が重要になります。

▼抜針事故の主な要因

スタッフ側の要因	患者側の要因
・穿刺針・血液回路の固定不備 ・透析施行中の監視不備　　など	・掻痒感から固定テープを剥がす ・発汗によるテープの固着不良 ・意識障害による体動・自己抜針 ・認知症による体動・自己抜針　　など

▼抜針事故防止　10か条

❶固定に配慮　穿刺部位	❻患者の協力　抜針予防
❷針挿入は　十分に	❼出血確認　頻回に
❸剥がれ難き　テープ貼り	❽監視しやすい　ベッド位置
❹余裕をもたせた　回路固定	❾怪しい動きに　要注意
❺指さし・声出し　安全確認	❿抑制やむなし　認知症

平成19年度厚生労働科学研究費補助金（医療安全・医療技術評価総合研究事業）総括研究報告書「透析施設におけるブラッドアクセス関連事故防止に関する研究」より引用

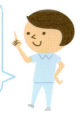

普段から危険を予測し、これらの処置にあたる必要があります。
患者さんの状態、認知機能の評価を行い、個々の患者さんに必要、かつ有効な回路固定を行いましょう。

❶穿刺部位の選定

- 穿刺しやすさだけでなく、固定のしやすさにも配慮が必要です。

注意！
肘部や上腕に穿刺した場合は、肘を曲げた状態で回路固定を行うと抜針の危険が高まります。透析中に肘を伸ばすことで回路が牽引されてしまうためです。

❷針の挿入

- 穿刺針の種類にもよりますが、可能な限り挿入可能な長さの3分の2以上は血管内に挿入することが望ましいといえます。
- 血管内に針を挿入できたのに、針が先に進まず浅めの固定となってしまうことがあります。こういった場合、透析室にハンディタイプのエコーがある施設では針先の確認をすることで、最適な部位への挿入が可能となります。
- エコーが使えず、再穿刺も困難なときは、滅菌されているフィルム材で刺入部を固定し、直接観察できるような工夫も必要です。

▼刺入部の固定（浅めの固定の例）

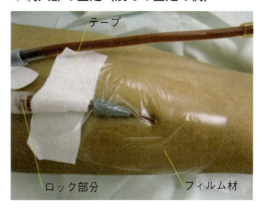

❸テープでの固定

- 脱血側の針には血管内へ引き込む力が加わっていますが、返血側の針には常に血管の外へ押し出す力がはたらいています。この力に有効なのがアルファ（α）固定です。
- オーム（Ω）固定は穿刺針のクランピングチューブ、血液回路の固定の際に行います。テープでチューブを真上から包み込むように密着させて貼り、皮膚へ固定します。

▼固定方法の例

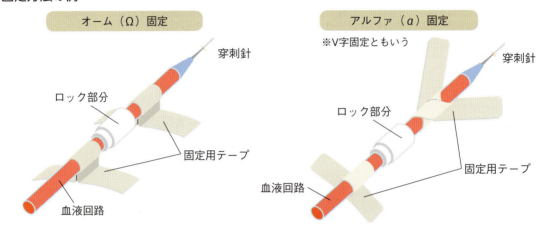

POINT
穿刺針と血液回路のロック部分でテープ固定を行うと、密着面積が減るとともに、患者の体動で接続部分が動きゆるむこともあるので、同じ部位前後での固定がよいでしょう。

- 翼状針を使用している場合は、翼の部分と皮膚の間に隙間ができないようにしっかり密着させて固定します。
- 透析中に脱血不良や静脈圧上昇に対して穿刺針を調整する場合、一度剥がした固定テープは使用せず（粘着力が落ちているため）、必ず新しいテープを使用しましょう。
- 穿刺針の調整はスタッフが行いますが、細心の注意を払わないと、剥がしたテープと一緒に針が抜ける危険が潜んでいます。

▼接着面積が重要

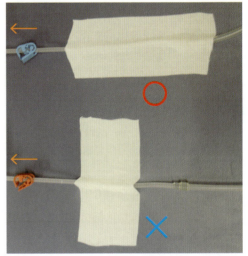

同じ幅のテープを使用する際、回路に対して縦方向での固定が有効である（←は回路が引っ張られる方向）

❹回路の固定

- 飲食、読書など想定される体動に対しては、血液回路に牽引が生じないように余裕をもたせた固定方法の工夫が必要です。
- 血液回路にS字状にたるみをもたせたり、ループ状にするなど、さまざまな方法があります。

▼回路固定の例

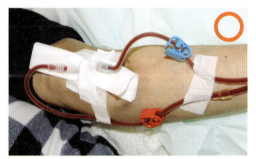

回路にたるみをもたせた固定

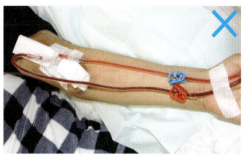

回路に余裕のない固定

POINT
固定後にシャント肢をのばしたり、反らせてみて、回路固定に余裕があるか確認します。

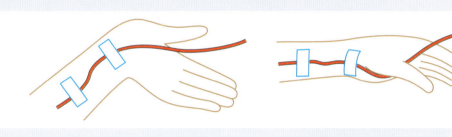

POINT
固定テープによる掻痒感が強い、皮膚が脆弱などの患者には、包帯や滑り止め付きの止血バンドの使用も有効です。

例①
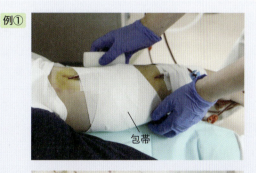
包帯

例②
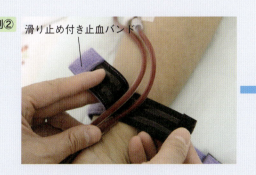
滑り止め付き止血バンド

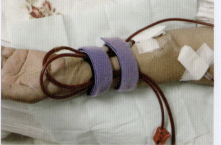

❺安全確認

- 穿刺針と血液回路の接続の際に、**必ず声出しにて確認作業を行うこと**が必要です。
- 固定後、ベッドサイドから離れる前に穿刺介助者と共に指さしと声出しを行うことで、脱血側・返血側の接続、確実な回路固定を確認できます。

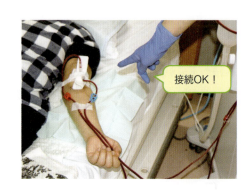

❻抜針予防

- 透析施行中の抜針の危険性について患者に説明し、体動によりその危険が高まることも理解してもらう必要があります。しかし透析の間、微動だにせず、腕を保持することは患者にとっては苦痛を伴い、緊張から痛みを訴える人も少なくありません。スタッフが実際に腕の可動域を示して、事前に安全な動き、危険な動きを伝えることが苦痛、抜針の回避につながります。
- 長期透析患者のなかには、日々の透析自体に緊張感がなくなり、テープ固定を自身で直したり、下肢がつったときなど、自身でベッドサイドに立つ人もいます。普段行っている動作でも、抜針を防止するため、苦痛や違和感があるときはスタッフに知らせるよう説明します。
- 可能な限り、シャント肢は布団で覆わず、観察できる状態にしておきましょう。

❼出血確認

- 血圧測定でベッドサイドに行った際は、必ず穿刺部位、回路の固定を確認しましょう。
- 認知症や意識障害のある患者、また穿刺針の固定状況などで注意を要するなど、必要な情報は他のスタッフと共有し、頻回の観察を行う必要があります。

「透析装置のアラームを設定しているから」と安心してはいけません。さまざまな要因により、抜針後もアラームが鳴らないまま出血が続くことがあります。何より観察が重要です！

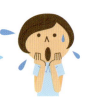

❽ベッド位置

- 認知症、意識障害のある患者のベッドは、ナースステーションやスタッフの作業動線のそばに配置すると、観察の機会が増えて有効です。

❾ 抜針事故の前兆に注意

- 抜針事故の前兆を見逃さないようにしましょう。事故後の振り返りで、スタッフから「そういえば、あの患者さん落ち着きがなかった」「かゆみのせいかシャント肢に掻き傷があった」など、発言を聞いたら注意しましょう。
- 認知症や意識障害により体動が激しい、自己抜針の危険が高い患者の場合、家族に付き添いなどの協力を依頼することもあります。

❿ 行動制限

- 患者の安全な透析治療のため、やむを得ず行動制限することがあります。
- 行動制限は必ず家族の同意を得てから行います。
- 行動制限開始後、定期的に皮膚トラブル、循環障害、末梢神経障害が生じていないか確認する必要があります。

▼行動制限の例

シャント肢の場合

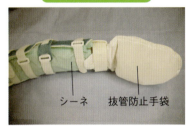

シーネ　抜管防止手袋

非シャント肢の場合

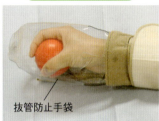

抜管防止手袋

▼抜針事故予防・早期発見方法の例

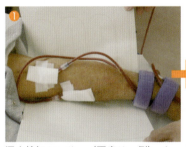
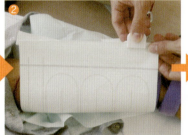
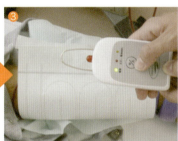

漏血検知センサー（写真は一例）。シートで液体（3〜5mL）を感知するとアラームが鳴る。また体動でクリップが外れてもアラームが鳴る

文献

1) 平成19年厚生労働省科学研究補助金医療安全・医療技術評価総合研究事業 透析におけるブラッドアクセス関連事故防止に関する研究報告書

6 透析中の観察・ケア

透析中は、治療が安全に行われていることをベッドサイドからフロア全体に視点を移し観察します。異常に気付ける力をつけて、積極的に対応しましょう。

- 透析中は、安全で確実な治療とともに、身体の急激な状態悪化を避け、起こりうる経過を考えながら患者を観察しましょう。
- 計画どおり治療が終了し、安定した身体状態で退室できることをスタッフの誰もが望んでいます。そのためには、高齢での透析導入、認知症、糖尿病など患者の背景を考慮し、安全で苦痛の少ない透析治療を行うための配慮が求められます。
- 通常は、**1時間ごとの定時血圧測定時に観察**します。

透析室全体をみるコツ

- 透析を開始したら透析室の全体を見渡して、透析監視装置の緑ランプが点灯しているか、黄色や赤色の点滅や点灯がないか確認します。
- 透析中の定時チェックが終わったら、透析室を巡回し、患者や透析監視装置の異常がないか確認します。

▼透析が開始されたら透析室全体を見渡す

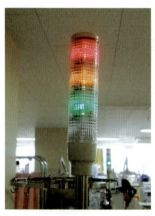

各ランプの意味について知っておく必要がある
緑色：正常　橙色：注意
赤色：警報

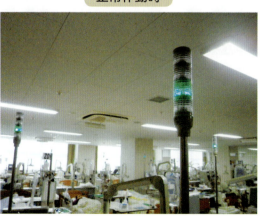

正常作動時

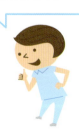

ランプが消えていたら電球を取り換えて、常に正しい表示ができるようにしましょう。

❶患者状態の観察

- バイタルサイン
- 患者の苦痛表情、不快感、顔色、発汗、あくび、発熱、胸部症状などの異常の有無
- 睡眠中や認知症、せん妄など不穏な行動が予測される状態の有無

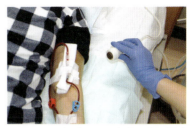

ナースコールボタンは患者の手の届くところに

❷穿刺部、留置カテーテル挿入部の観察

- 穿刺部の疼痛、しびれ、腫脹、周囲の発赤などの異常
- 穿刺部や回路接続部からの出血、テープ固定によるかゆみ
- 穿刺針、留置カテーテルの確実な固定
- 患者の抜針行為の危険性について、スタッフ間での情報共有と適切な対策
- センサーやベルトなど抜針予防用備品の適切な使用

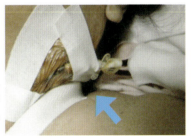

カテーテル固定の縫合糸が取れていないか観察する

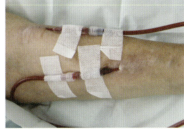

針・回路をそれぞれ固定する。接続部の上には、ロックがゆるむ恐れがあるのでテープは貼らない（→p.64参照）

❸血液回路の観察

- A（脱血側）とV（返血側）の接続間違い
- 各接続部のゆるみ
- 回路内の気泡発生、透析液漏れ
- エアトラップ液面の異常な低下（空気混入の恐れ）
- 回路の折れ曲がり
- HDFの補液流入
- 付属のクランプによるシャント血管圧迫
- 患者の回路を持つ手はリラックスしているか

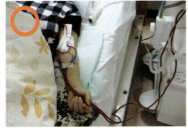

穿刺部が見える状態になっている

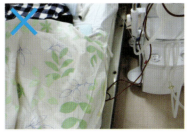

掛け物で穿刺部が隠れてしまっている

❹脱血不良の観察

- 脱血不良は透析効率の低下や凝血に影響するため、注意が必要です。
- アラームが鳴らなくても、直接観察することで異常を発見できます。

▼脱血不良の観察ポイント

脱血良好	脱血不良
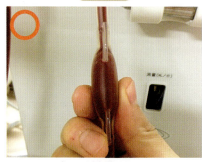	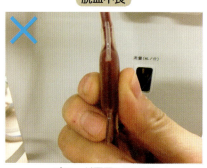
ピローが充満している	ピローが扁平している

機械側の要因	患者側の要因
・ピローが扁平になっている、血液回路の動きが大きい ・静脈圧の上昇または低下 ・抗凝固薬シリンジへの血液逆流 ・回路内の気泡、凝血 ・返血後の残血	・穿刺部位、針の位置、針の太さ、AV接続は適切か ・急激な血圧低下 ・シャント、カテーテルの血流不足、急な閉塞 ・患者の体動による変化 ・血管内脱水

❺透析監視装置の観察

- 穿刺部、接続部、脱血に問題がないか確認し、さらに透析監視装置が正しく稼働していることも確認します。

▼ベッドサイドで確認すること

- 治療が計画どおり進んでいるか
  （治療モード、除水経過、抗凝固薬の持続投与量、血流量設定、動脈圧、静脈圧、透析液温度、透析液濃度）
- 各クランプ
- タイマー設定
- ダイアライザーや回路の水滴、血液の付着
- 透析監視装置からの異音
- 透析監視装置とベッド・壁との間隔、床に水漏れはないか

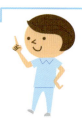

透析が安定して行われているか、透析室全体をスタッフどうしで協力し観察します。異常時はすみやかに対応しましょう。

透析中のケアのポイント

❶透析中の座位
- 急な座位により血圧低下をきたす恐れがあります。
- 足つり、レストレスレッグス症候群、掻痒感、下肢虚血による痛み、テレビ鑑賞など、さまざまな理由で透析中にベッドで端座位になっている患者が見受けられます。チェアベッドでは座位も自在ですが、フラットなベッドでは背もたれがなく危険な場合があります。非シャント肢側にはベッド柵を設置し、転落を防ぎます。
- 原因の改善とともに、安全な治療が継続できるよう観察と体位の工夫をしましょう。

❷透析中の睡眠
- 透析中に患者が寝ている場合でも掛け物をめくり、穿刺部やカテーテル挿入部を観察します。
- いびき、顔色などから、いつもと違う様子はないか観察しましょう。
- いびきが他の患者に影響を与える場合は、自尊心に配慮しながらいびきが治まるように対応しましょう。睡眠を禁止することはできないので、夜間不眠、睡眠時無呼吸症候群の有無、高齢者、睡眠導入剤の服用状況など、睡眠習慣を確認し、対策を考えます。

❸透析中の食事
- 透析中の食事は、患者にとって楽しみの1つです。治療時間と食事時間が重なるため、患者の希望に合わせて食事を提供している施設もあります。
- 透析中の食事は、ほとんどが側臥位または座位で非シャント肢を使って摂取しますが、高齢患者では、誤嚥や血圧低下に十分注意し、状態が悪化した場合は迅速な対応が求められます。危険な場合は食事形態、体位を工夫するか、透析中は摂取を見合わせる対応も時には必要です。
- 食事摂取量と除水設定の変更については各施設で統一しましょう。

❹透析中の輸血
- 輸血（赤血球液製剤）は、輸血後GVHD（輸血後移植片対宿主病）の予防対策として、供血者のリンパ球のDNAを損傷するため、原則として輸血される新鮮凍結血漿以外の血液製剤すべてに放射線照射が推奨されています[1]。
- 赤血球液製剤では、冷所保存中に赤血球内のカリウムが漏出し、時間の経過で上昇します。輸血によるカリウムの上昇防止、血圧低下時、末梢静脈血管の確保が困難な場合は透析中に輸血を行います。
- 輸血の取り扱いは院内の規定に従い、一般的に血液回路（動脈側）または末梢静脈血管ルートから投与されます。

❺透析中の薬剤投与（点滴・注射薬）

- 腎不全では、腎排泄の薬剤は体内に蓄積し中毒性に副作用を起こす可能性があり、薬剤の選択、投与量は調整が必要です。
- 透析での薬剤の除去率（透析性）の低下は、蛋白結合率が高い、分布容積が大きい、脂溶性が高いことが関係しています。さらに、ダイアライザー、透析方法、薬剤の特性により薬剤の除去能は変化します[2]。
- **透析後半に血液回路（静脈側）から投与するか、透析後に病棟で末梢静脈血管ルートから投与するか**を医師に確認しましょう。
- スタッフも確認できるよう、薬剤の透析性が記載されている書籍などを透析室に常備するとよいでしょう。

スタッフ交代時の申し送り

- 透析中に担当エリアから離れるとき、勤務を交代するときは、治療が安全に継続できるよう、スタッフに患者の観察を引き継ぎます。
- なかでも、バイタルサインや全身状態の変動がある、認知症などで安静が保てない、点滴・輸血投与中、脱血や回路内圧が不安定、吸引や体位変更が必要、食事摂取中、トイレのための離脱など、特に注意が必要な患者については確実に情報を申し送りましょう。

文献
1) 日本輸血・細胞治療学会：輸血後 GVHD 対策小委員会報告．日本輸血・細胞治療学会 輸血後 GVHD 対策小委員会，東京，2010：5．
2) 平田純生，和泉智，石久保拓編：透析患者への投与ガイドブック改訂 2 版．じほう，東京，2009：111．

透析終了後 の観察・ケア

穿刺針の抜去後、止血状態、患者状態を観察します。処置が必要と考えられる場合は担当医の指示に従い、適切な処置を行います。また、血圧、シャント音、体重を確認し、記録します。記録することで、経時的な評価が可能になります。

止血

- 強く圧迫することが十分な止血につながるとはいえません。血流を遮断することのないよう、患者の血管に合わせた圧迫方法を心がけ、出血しない、スリルが触知可能な程度で圧迫します。止血ベルトは血流を遮断しやすいので使用時には注意が必要です
- 帰宅時にはシャント音を聴取しておくことが重要です。

▼シャントの止血ポイント

自己血管によるシャント	・10分をめやすに止血する 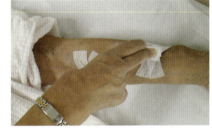 患者自身に血管を押さえてもらうように指導する
人工血管によるシャント	・約10分をめやすに止血する
表在化動脈	・自己血管、人工血管などと比較して血管の内圧が高いため、止血の際により強い圧迫が必要になる ・止血時間は通常約20分をめやすに、抜去から5分くらいは強めに（末梢の血行が維持できる程度）、その後徐々に圧迫を弱める ・止血確認後さらに数分ほどそのまま様子をみて、再出血がないことをスタッフが確認する

▼圧迫の強度

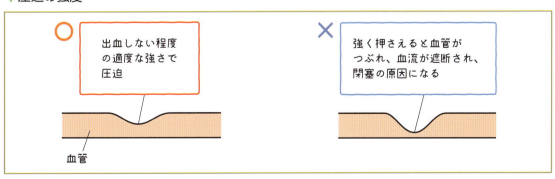

○ 出血しない程度の適度な強さで圧迫

× 強く押さえると血管がつぶれ、血流が遮断され、閉塞の原因になる

次の治療につなげるための観察・確認

- 透析終了後の観察には、「透析終了時の患者の身体状態を確認する」という目的があります。
- 透析中から透析後の血圧低下・倦怠感などの症状は見逃さないようにします。
- 患者にとっては、「自宅での自己管理がスタート」することになります。

❶透析終了時にみられる血圧低下

- 糖尿病透析患者における起立性低血圧は、糖尿病による自律神経障害により末梢血管抵抗が増加せず、交感神経反応が刺激されることが原因で起こります。起立性低血圧は、臥位から座位、あるいは立位になったときに生じます。起立性低血圧のため、すぐに帰宅できないこともあります[1]。
- 糖尿病患者でない場合でも透析終了時に血圧が低下し、ベッドからすぐに起き上がれない患者もいます。こうした症状はDWが適正であるかの指標にもなります。透析が終了しても倦怠感が強く起き上がれない、休んでからでないと帰宅できないという場合はDWが適正でない、あるいは除水速度が速いことが考えられます。
- 帰宅後も倦怠感が続くと臥床しがちになり、活動量が減少します。特に高齢者では活動量の減少により筋力低下ややせが進行しやすく、ADLの低下につながります。そのため、倦怠感を残さないよう、DWの設定やダイアライザー、透析条件の検討などを工夫する必要があります。

❷シャントの観察

- 透析のないときにシャントやカテーテルの観察ができるように指導しましょう。
- 患者自身で観察が難しい場合は、家族や介護者などに協力を求めましょう。緊急時の連絡先を伝え、家族での異常発見時に対応につなげます。

❸体重管理

- 毎回DWまでの除水ができることが理想ですが、生活スタイルや自己管理能力には個人差があり、DWになかなか到達できない患者もいます。
- 終了時の体重によって、次回までの体重増加のめやすを本人に伝え、体重管理につなげられるようにかかわることも透析スタッフの役目です。

> **POINT**
> 帰宅時には、「今日は○kgドライウェイトから残っています。次の透析までに○kgの体重増加で来院するとドライウェイトまで除水できますよ」などの声かけも必要です。
> また、自宅での体重測定を就寝時・起床時に行うように指導します。

病棟－透析室間の申し送り

- 申し送りは、患者の治療場所が変わる際に、スタッフどうしが正確な患者情報をバトンでつなぐよう

に情報を共有する手段です。申し送りを行うことで、治療やケアの継続、異常の早期発見、発生を予防し安全な継続看護につながります。
- 部署の違うスタッフとのコミュニケーションから、新たな知識を得ることもあります。
- 申し送りの方法は、対面により互いに伝達し合う双方向コミュニケーションを基本とし、院内で統一したフォーマットを用いてシンプルな内容で行いましょう。
- 情報を共有したら、申し送り者と申し受け者のサインをして責任を明確にします。患者は、治療場所が移動しても自分の情報が正確に伝わっていることで治療への不安が軽減されます。
- 申し送りは、SBAR（situation：状況、background：背景、assessment：評価、recommendation：提案と依頼）が有用です。

> 病棟内での申し送りは簡略化・廃止とする施設もありますが、異なる部署間、職種間で患者さんの移動が発生する場合は、形式は違っても効率のよい申し送りは活用したいものです。

▼申し送り内容の例

病棟から透析室へ	・患者ID、氏名、性別、入院病棟 ・透析室への入室手段（独歩、車椅子、ストレッチャー、ベッド） ・体重測定方法 ・入室前のバイタルサイン ・バスキュラーアクセスの異常の有無 ・酸素吸入や吸引、心電図モニターの有無 ・採血や検査、輸血などの有無（透析前・後の指示はあるか） ・透析中に投与する薬剤、持続点滴の容量や速度 ・各種挿入カテーテルの有無 ・感染症、感染対策の有無 ・アレルギーの有無 ・導入期、移植前後、腹膜透析患者では水分出納 ・病棟での状態、透析室でも継続して観察すべき対応（下痢、便秘、嘔吐、痛み、褥瘡、麻痺、行動制限、転倒・転落、夜間不眠、認知症、不穏、せん妄状態ほか） ・貴重品、私物の持参
透析室から病棟へ	・透析終了時のバイタルサイン、除水量 ・酸素吸入や吸引、心電図モニターの有無 ・採血や投薬の実施 ・透析中の排便の状態、尿量 ・透析中の患者状態と継続して観察すべきこと（バイタルサイン、アクセスや止血の状態、カテーテル管理、体重管理、嘔気、行動制限、認知症、不穏、せん妄など） ・透析後の医師の指示（X線検査、超音波検査、薬剤など）

文献
1) 近藤美幸：糖尿病患者の看護のポイント・起立性低血圧．透析ケア 2014；20（10）：960．

▼申し送り書の例

＊青字は記入例

病棟−血液浄化センター間　申し送りシート

20XX 年 X 月 10 日

病棟から血液浄化センターへ			看護師サイン
A 階	ID ○○○○○○	患者氏名　透析 太郎　様	病棟 ○○
入室前バイタルサイン（ 9:00 ） BP 120／60　P 60　回/分 BT 36.5 ℃　SPO₂ 99 ％ 心モニター装着　無・[有]		入室時輸液 ① 5％ブドウ糖250mL　10 ml/h ② _____ ml/h ③ _____ ml/h	血液浄化センター ○○
酸素	無・[有] （[カヌラ]・マスク　3 L）	透析中に投与する薬・輸血　無・[有] 　RBC　2u	
バスキュラーアクセスの異常	無・[有] （ ヒューと音がする ）		
採血	無・[有] （透析　[前]・後）	・血液製剤、輸血は同意書も持参	
血糖測定	無・[有] （透析[終了時] or 　時）	患者の状態・アセスメント・提案事項 　X月9日　吐血あり　入院、胃カメラクリッピング 　　　　　以降吐血なし 　　　　　JCS Ⅱ-1	
レントゲン	無・[有] （透析　前・[後]）		
行動制限	無・[有] （[終日]・夜間のみ・　）		
同意書	[有]・無	「入院後の血液透析導入説明同意書」または「血液透析継続同意書」 ＊有効期限3ヶ月	

血液浄化センターから病棟へ			看護師サイン
退室時バイタルサイン（ 13:30 ） BP 118／56　P 76　回/分 BT 36.8 ℃　SPO₂ 98 ％ 心電図モニター使用　無・[有]		透析室で投与した薬・輸血　無・[有] 　RBC　2u	血液浄化センター ○○
酸素	無・[有] （[カヌラ]・マスク　3 L）	患者の状態・アセスメント・提案事項 　RBC　副作用なし 　JCS Ⅱ-1　変化なし	病棟 ○○
採血	無・[済]		
血糖	108 mg/dl		
止血	[良好]・困難（　　分） 帰室後止血確認をお願いします	行動制限　無・[有]（病棟から継続・透析中のみ）	

Ⓒ 湘南鎌倉総合病院

知っておきたい 治療の選択肢①
在宅血液透析

　在宅血液透析は、自宅に透析機器を設置し、患者および介助者が行う治療法です。日本において30年以上の歴史をもち、1998年に保険収載され、2016年末では635人（0.2%）が在宅血液透析を受けています。

　大きなメリットは、自分の生活スタイルに合わせて治療を行えることです。また、透析回数を多くする、時間を長くするなどの十分な透析が可能となります。これにより、飲水制限や食事制限が緩和され、透析患者による合併症のリスクが減り、生命予後もよいといわれています。

　一方、デメリットとしては、費用や自宅でのスペースが必要などの点が挙げられます。透析時に医療スタッフの立ち会いはありません。すべて自己管理できるか、実施医療機関が自宅近くにあるか、介助は確保できるかなど、自宅で血液透析を行うための条件の確認が必要です。医師、看護師、臨床工学士、薬剤師、医療事務など、多職種チームの協力により行われています。

▼在宅血液透析の特徴

メリット	デメリット
・透析不足による合併症が減る（高リン血症や貧血を含む） ・内服薬が少なくなる ・食事制限が少なくなる ・通院の回数が減る（月1回程度） ・自分の時間を増やすことができる ・施設透析による負担（プライベートが少ないなど）やリスク（感染など）が減る	・自己管理・自己責任が必要 ・自己穿刺 ・場合により介助者が必要 ・費用負担（月約2～3万円） ・機器の設置、毎月の物品の受け取り・保管のための場所が必要 ・自宅での透析トラブルの可能性

文献
1) 日本透析医学会：わが国の慢性透析療法の現況（2016年12月31日現在）．透析会誌 2018；51（1）：1-51.

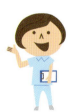

患者さんそれぞれのライフスタイルに合った透析方法を検討・提案しましょう。

8 透析離脱時の対応

透析中の離脱には、災害時などの緊急離脱と透析中に便意をもよおしたときの一時的なトイレ離脱があります。

災害時の緊急離脱

- 大きな地震や火事の場合、緊急離脱が必要になります。
- 当院の透析装置には、自動返血できる装置と手動返血の2種類があります。自動返血装置の場合は、返血スイッチを押し、針先を止血ベルトで固定し、終了後は患者が抜針する方法をとっています。

災害時は、命を守ることを最優先に考えて緊急離脱し、避難を行います。

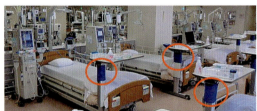

当院の緊急離脱セット。通常オーバーテーブルの脚に巻いてあり、中には止血ベルトが入っている

▼自動返血装置の場合の緊急離脱方法の例

❶返血スイッチをONにする

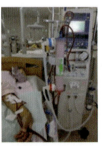

❷避難中に出血しないよう、止血ベルトを巻き固定する

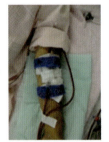

❸テープをはがす

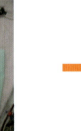

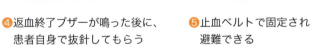

❹返血終了ブザーが鳴った後に、患者自身で抜針してもらう

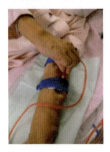

❺止血ベルトで固定され避難できる

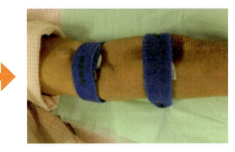

トイレに行くなどの一時的離脱

- 透析患者の多くは水分や食事制限から便秘になりやすいため、下剤を服用していることが多く、透析中に便意をもよおすことがあります。
- 透析中に過除水となり、血圧低下とともに腸管の虚血症状として便意を感じることがあります（→p.98参照）。特に透析後半の時間帯に多くみられるようです。この場合トイレに行くための一時離脱時、起き上がると同時に意識消失することがあり危険です。
- 便意が出現したら、まずは血圧測定でバイタルサインの確認を優先しましょう。血圧低下がみられる場合は、除水停止や補液の処置などで血圧上昇を図ると、便意が消失することもあります。
- 血圧が安定している場合は、透析を中断し、トイレに行くための一時離脱の処置を行います。
- 離脱中は血管に針が残った状態になるため、抜針による大量出血のリスクがあります。針固定は確実に行いましょう。
- 排便に伴う自律神経反射により著しい血圧低下を生じることもあるため、万が一トイレ内で意識消失した場合に救出できるよう、トイレの鍵はかけないよう患者に説明、スタッフはトイレ前で待機します。
- トイレの前後で体重を測定し、必要時除水設定を変更します。

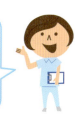

透析中という理由だけでトイレ離脱を拒否することは、患者の尊厳を守るためにも行ってはなりません。長い透析生活のなかで、少しでも快適に治療を行えるよう、患者の希望に沿ったかかわりをもつことが大切です。

一時中断・離脱の手順 ※一例

1 患者のバイタルサインを確認して、トイレへの移動が可能か否か判断する

POINT
安全に離脱するため、状態によっては車椅子でトイレまで移動します。

2 透析中断操作に必要な物品を準備する

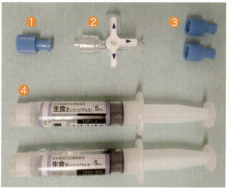

❶ 保護栓（三方活栓からの血液漏れを防ぐ）
❷ 三方活栓
❸ 保護栓（針の栓をする）
❹ 5mL生理食塩液（針先をフラッシュする）

3	透析運転を停止し血流量を100mL/分程度に下げる
4	抗凝固薬を含め、すべての持続注入薬剤の投与をいったん停止する
5	血液ポンプを止める
6	動脈・静脈の穿刺針と穿刺針の接続部に近い回路をクランプする
7	動脈側穿刺針から血液回路を清潔に外し、血液回路は三方活栓に接続する
8	動脈側穿刺針には5mL生理食塩液シリンジで生理食塩液を充填し、保護栓を装着する
9	静脈側も同様に操作する。穿刺針が抜けないようにしっかり固定しておく
10	血液ポンプを100mL/分以下に設定する

POINT
患者がトイレ離脱している間、透析監視装置側で血液循環を行います。このとき、装置は透析液停止・準備モードに移行させる必要があります（各施設や装置で操作方法が異なる）。

11	患者がベッドに戻ったら血液ポンプを止め、動・静脈の血液回路をクランプし、穿刺針と接続し固定する
12	透析を再開したら、除水量を再計算しバイタルサインを測定する
13	抗凝固薬を含め持続注入薬剤の投与を再開する
14	離脱時間により残りの透析時間の調整を行う
15	必ず声出し確認をし、ダブルチェックをする

⑨ 周術期における透析管理

透析患者は高齢化が進み、糖尿病合併率も非常に高いです。このような透析患者の手術に際しては、身体活動能力低下や易感染性などに留意し、透析患者特有の管理ポイントをしっかり理解しておきましょう。

- 透析患者は、2016年現在では70歳以上が全体の約半数（47.9％）を占めるほど高齢化が進んでいます。また、糖尿病を原因として新たに透析を導入する患者の割合が全体の43.2％と多く、身体活動能力の低下している患者も多く含まれています。そのため、透析患者の手術前後（周術期）を良好に管理するためには、透析患者特有の管理ポイントをしっかり理解しておく必要があります。

術前管理のポイント

- 術中術後の輸液負荷によって溢水状態（心不全）をきたさないよう**適切な体重管理がされているか**、手術リスクとしての**低心機能や低呼吸機能がないか**のチェックが必要です。
- 待機的な手術で時間的に余裕がある場合には十分な血液透析を行い、検査目標値になるよう管理します。

▼術前の検査目標値（めやす）

カリウム	3.0〜4.0mEq/L	アルブミン	3.8g/dL以上
ヘマトクリット	30％以上	重炭酸	20mEq/L以上
尿素窒素	50mg/dL以下	心胸比	50％以下
総蛋白	6.5g/dL以上		

- 可能であれば術前は**前々日、前日と連日血液透析**を行い、患者にとってよりよい状態で手術に臨めるようにします。
- 薬剤管理としては、虚血性心疾患や弁膜症手術の既往のある患者、ステント留置されている患者、心房細動などの不整脈のある患者では、血栓性疾患予防のために抗血小板薬や抗凝固薬を内服している場合が多いです（特に透析患者）。手術日程が決まれば早めに中止（手術1週間前から）し、**ヘパリン持続点滴などに変更**しておく必要があります。
- 血液透析時の抗凝固薬は、手術前日は通常ヘパリンでかまいません。ヘパリンの半減期は約90分であり、ヘパリンを中止して6〜8時間経過すればヘパリンによる易出血性はほとんど問題になることはありません。
- 糖尿病の患者の術前術後の血糖管理には、インスリンによる細やかな管理が勧められます。

- 術前の栄養状態は術後に大きく影響します。アルブミンを上げる薬剤はないので、手術に備えて**十分な栄養摂取**を心がけるように患者に指導しておきましょう。
- 術前のシャントの状態をよく把握しておくことも重要です。術中の血圧低下や抗血小板薬中止に伴い**周術期シャント閉塞**をきたさないよう注意します。

▼術前のチェックポイントと透析スケジュール

- 既往歴に重篤な疾患がないか
  （心不全、虚血性心疾患、不整脈、COPD、脳卒中など）

- 体液管理（胸部X線検査、心胸比、透析後hANP検査）
- 心機能（心エコーでEF）
- 呼吸機能（1秒率、1秒量）

```
   透析      透析
　　│　　　　│　　　　│　　　│　　→
　前々日　　前日　　手術当日
```

▼術前の薬剤確認

- 抗血小板薬や抗凝固薬
  → そのまま中止するだけでいいか確認

中止しないほうがいい場合は、薬剤内服を中止して

　　[ヘパリン持続点滴] へ変更

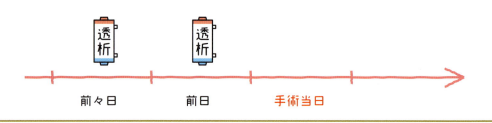

翌日以降、出血がないことを確認して、点滴または内服を再開

```
ヘパリン持続点滴→‖
　　　　　　　　手術当日
```

術後管理のポイント

❶血液透析の再開

- 肺水腫や高カリウム血症の有無を確認し、それらがなければ**手術当日、翌日の血液透析はなるべく避ける**ようにします。手術侵襲に伴う循環動態の不安定な状態での通常血液透析では、透析中のクラッシュなどを生じやすいからです。
- 循環動態の著しく不安定な患者や心臓外科術後の患者では、**持続的血液濾過透析**（continuous hemodiafiltration：**CHDF**）などを行います。
- 炎症の強い患者や術後感染症で状態が悪い場合には、使用する膜の種類も考慮します（PMMA膜やAN69膜など）。

❷抗凝固薬

- 術後出血がない、あるいは術後出血リスクの少ない患者では術後1回、侵襲の大きな手術や後出血リスクの高い場合には2〜3回（1週程度）、**ナファモスタットメシル酸塩を使用**します。陰性荷電膜は使用しません。
- 半減期は5〜8分で、抗凝固作用は体外循環回路内のみにとどまるため、体内で出血を助長することはありません。

❸感染予防

- 手術部位の感染に注意が必要です。透析患者は一般的に免疫能が低下しており、創傷治癒までの時間も非透析患者と比較して長くかかります。このため手術部位感染（surgical site infection：SSI）や創傷治癒遷延が多くみられます。
- 抜糸までには10〜14日かけ、抜糸後も縫合部離開がないか注意して経過をみましょう。

❹DWの調整

- 摘出臓器のある場合には、その重さを術後DW調整で下げる必要があります。
- 術後は、手術侵襲に伴うストレスや異化亢進、経口摂取が十分でないことなどによって体重が変化します（多くの場合、真のDWは減少）。
- 血圧や浮腫の有無、胸部X線やhANPのチェックなどによって、適宜DWを調整しましょう。

持続的血液濾過透析（CHDF）

CHDF（continuous hemodialfiltration）は持続的な血液浄化法として、術後循環動態が不安定な患者や敗血症性ショックを含む多臓器不全の患者など、重篤な病状の患者を対象に行われます。24時間かけて緩徐に透析と濾過を行って老廃物除去や体液管理（腎不全管理）、炎症性サイトカイン除去（炎症の制御）などを行うことで、術後の管理が行いやすくなります。

▼術後の血液透析再開時期

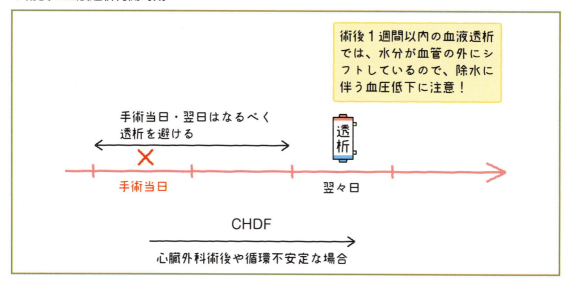

▼術後の管理

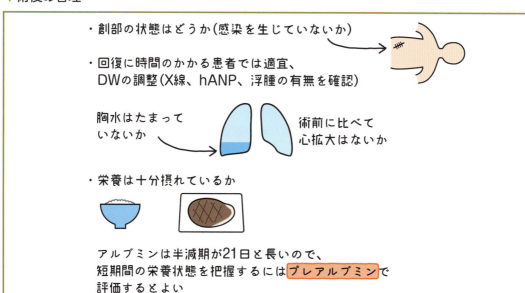

Part 3

透析中の症状・トラブルへの対応

1. 透析中の血圧異常
2. 透析中の急変
3. 透析中の不快感・痛み
4. 機器関連のトラブル

1 透析中の血圧異常

透析中は、主に血圧変動の時期、患者の訴え、除水速度の3点に注目することが大切です。透析記録を基本に、どのような状況であるかを確認します。

透析記録の見かた

- 透析記録では、まず血圧変動をみます。血圧変動には5つのパターンがあります。

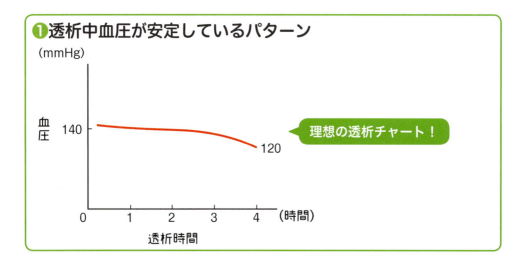

❶透析中血圧が安定しているパターン

理想の透析チャート！

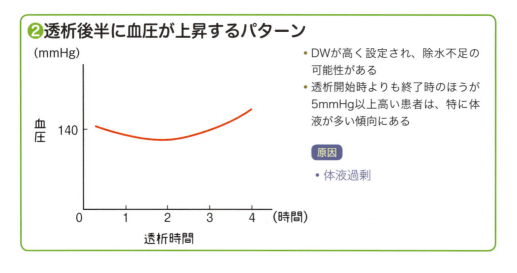

❷透析後半に血圧が上昇するパターン

- DWが高く設定され、除水不足の可能性がある
- 透析開始時よりも終了時のほうが5mmHg以上高い患者は、特に体液が多い傾向にある

原因
- 体液過剰

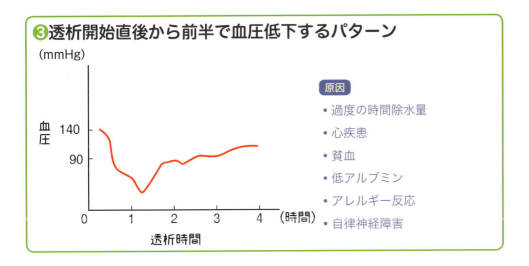

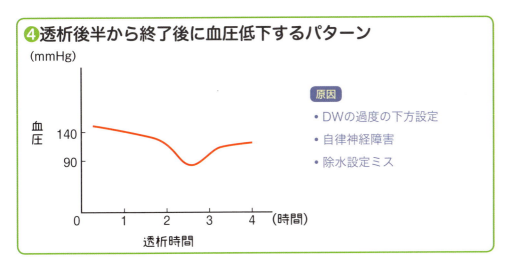

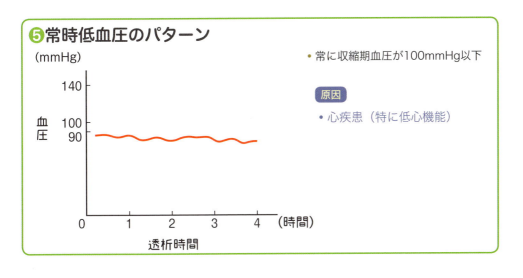

血圧高値の場合

- 家庭血圧や透析前の血圧が高値であれば、ドライウェイト（DW）の設定が適正かを確認します。
- DWの調整を行っても、なお血圧高値であるならば降圧薬の追加投与をします。

▼DW設定の指標

①透析中の血圧変動
②浮腫
③心胸郭比（CTR）
④下大静脈径（IVC径）
⑤hANP（透析後のヒト心房性ナトリウムペプチド）
⑥クリットライン

常にDWが正しく評価・設定されているかを確認することが重要です。

DW設定の 指標① ：透析中の血圧変動

目標値 透析後の収縮期血圧が透析前の収縮期血圧よりも低くなるようにDWを設定。

透析後の目標血圧は120〜130/70〜80mmHg

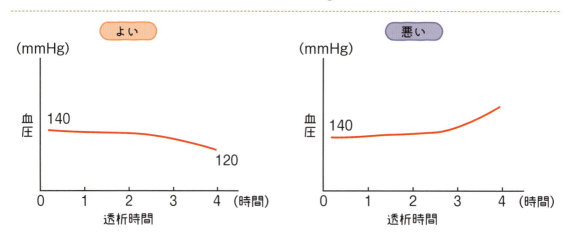

- 透析後の血圧は、透析前より低いほうが生命予後、心血管イベントの発生が有意に少ないです。
- 心機能低下のない患者の透析後血圧は、120〜130/70〜80mmHgが目標です。

DW設定の 指標② ：浮腫

目標 低アルブミン血症や深部静脈血栓症などがなく、体液過剰による浮腫であればDWを下げる

- 低アルブミン血症：炎症・敗血症、肝硬変など
- 深部静脈血栓症：リンパ管浮腫を除外。これらも体液過剰であれば除水します。

DW設定の 指標③：透析終了後の心胸郭比（CTR）

目標値 透析後の心胸郭比：男性は50％以下、女性は53％以下が理想。時系列でチェックする

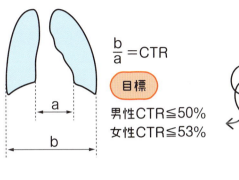

$\dfrac{b}{a} = CTR$

目標
男性CTR≦50％
女性CTR≦53％

ただし、拡張型心筋症、肥大型心筋症では数値が大きいため、時系列で評価を行う

 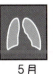 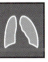
2月　　5月　　7月

うーん
変わらないな

CTR：cardio-thoracic ratio

DW設定の 指標④：下大静脈（IVC）径

目標値 CIが0.8以上、IVCe径が8〜10mmになるように設定

$$\dfrac{\text{IVCの終末呼気時最大径（＝IVCe）－IVCの呼気時最小径}}{\text{呼気時最大径}}$$

呼吸性虚脱指数（collapsing index：CI）を計算する

透析後

CI＝0.3以下 or IVCe 20mm以上→体液過剰

CI＝0.8以上 or IVCe 8〜10mmが目標

ただし、三尖弁閉鎖不全症（TR）が強いと評価できない

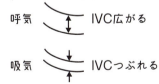

呼気　　IVC広がる
吸気　　IVCつぶれる

IVC：inferior vena cava

DW設定の 指標⑤ : hANP（ハンプ）

目標値 100pg/mL以下が目標。理想は40～60pg/mL未満

- 上室性不整脈（心房細動、心房粗動、多源性心房頻拍など）がない場合に、透析後のヒト心房性ナトリウムペプチド（human atrial natriuretic peptide：hANP）は体液量の指標になります。
- 上記不整脈があると、hANPは体液過剰でない状態も高値になります。

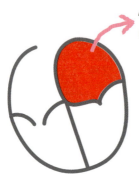

心房でハンプがつくられている
（＝心房で体液を感知している）

DW設定の 指標⑥ : ブラッドボリューム（BV）計

目標値 －15％を超えないようにする

- ダイアライザーの前につけます。
- ヘマトクリットの推移をみています。ヘマトクリットは除水で濃くなりますが、濃度変化を機械で示しています。
- －15％を超えないようにします。

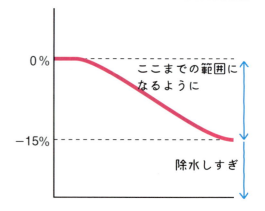

血圧低値の場合　→p.98参照

- DWに近づけるように除水していきますが、除水中に、極端な血圧低下を起こすことがあります。
- 体液が過剰に除水されてしまうと、患者は虚血症状を訴えてきます。具体的には透析中の胸痛・腹痛・下肢のこむら返り（足つり）・下肢疼痛・口渇・冷汗などで、これらの症状は血圧低下を示す、もしくは血圧低下の前兆です。
- 透析中ではなく、透析前からの低血圧（常時低血圧→p.96参照）の場合もあります。

▼血圧低下による虚血症状

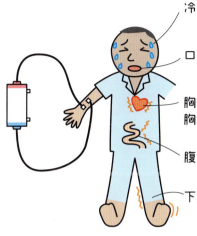

- 冷汗（血圧低下→交感神経活性）
- 口渇、嗄声
- 胸痛（冠動脈の血流低下）胸部異和感、動悸、頻脈
- 腹痛（上・下腸間への血流低下）
- 下肢のこむら返り（下肢動脈の血流低下）下肢の疼痛

> **POINT**
> このような訴えがあったときには、除水量を抑え、補液をするようにします。

▼透析中に血圧低下が起こる原因

❶過度の除水	❻自律神経障害
❷心疾患	❼DWの過度の下方設定
❸貧血	❽除水量の設定間違い
❹低アルブミン血症	❾常時低血圧
❺アレルギー反応	など

原因① 過度の除水

- 透析間体重増加率は**中１日でDWの３％、中２日でDWの６％未満**に抑えるように指導します（→p.58）。それ以上体重が増加すると、時間除水量を増加することによる血圧低下を生じます。
- 時間除水量は15mL/kg/時を超えないよう設定し、必要であれば透析時間の延長、透析回数の増加をします。透析間体重増加率を抑えることが重要で、塩分を控えることを患者指導します。

原因② 心疾患

- 心疾患（虚血性心疾患、大動脈弁狭窄症、僧帽弁狭窄症、拡張型心筋症、不整脈など）では、１回心拍出量低下により有効循環血流量が減少することで低血圧を起こします。
- **心筋梗塞**は梗塞部が心室リモデリングを起こし、左室収縮不全の状態になり心拍出量が低下します。
- **大動脈弁狭窄症**では、弁口面積狭小化による有効循環拍出量低下により、心拍出量の低下につながります。

> **POINT**
> どのような心疾患が原因で、透析中に低血圧を起こしているのかの見きわめが重要です。弁膜疾患＋不整脈など、複合した病態が存在することもよくみられます。これらを早期発見し、重症化する前に処置を行うことが大切です。

▼血圧低下の原因となる主な心疾患

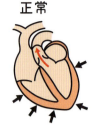
正常

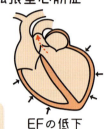
虚血性心疾患
拡張型心筋症
EFの低下

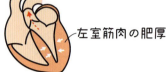
大動脈弁狭窄症
←左室筋肉の肥厚
↓増悪すると
心拍出量の低下
↓
透析患者は
0.23cm²/年 狭窄する

これらは有効循環血流量が減ると、容易に血圧低下を引き起こす

注意！
透析患者の大動脈弁狭窄症は非透析群と比べて進行が早く、1年で0.23cm²も狭窄することが知られています。血液濾過透析（hemodiafiltration：HDF）を行うことで透析中の血圧低下を減らすことが多数報告[1〜3]されており、心血管系疾患による死亡を減少させる可能性があります[2]。

- 不整脈では十分な血液量を左室内に貯留することができず、1回心拍出量が低下します。

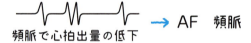
頻脈で心拍出量の低下 → AF　頻脈

原因③　貧血

- 貧血が進行すると、有効循環血流量の低下をまねき、血圧低下を起こします。顔色などの所見、貧血の検査結果だけでなく、**血液回路の色が鮮やかな赤色**であることは貧血があることを示唆します。
- 鉄剤やエリスロポエチン製剤で対処しますが、**高度の貧血の場合は輸血**をしながら透析を行います。貧血をきたす原疾患の診断が重要です。

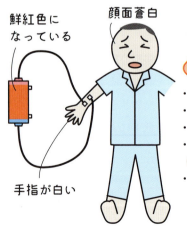
鮮紅色になっている
顔面蒼白
手指が白い

原因
・消化管出血　真っ黒　or　血便
・腎性貧血（→p.121参照）
・ダイアライザーなどに残血することで消耗
・微量元素欠乏
　（銅・亜鉛・カルニチンなど）
・その他（EPO抵抗性貧血）

原因④ 低アルブミン血症

- 低アルブミン血症では膠質浸透圧が低値となり、間質から血管内へ水分移動する割合（plasma refilling rate：PRR）が減少します。除水に伴う間質から血管内への水分移動が不十分となるため血圧低下を惹起します。
- 浸透圧低値を是正しplasma refilling rateを上げるために、アルブミン製剤や膠質浸透圧液（ヘスパンダー®、ボルベン®など）を透析中に使用し除水します。

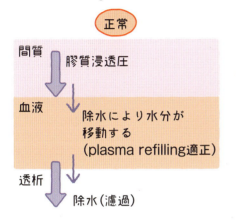
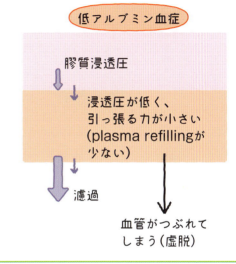

COLUMN

MIA症候群

透析患者が注意すべき病態の1つが、MIA症候群です。MIAはmalnutrition（栄養障害）、inflammation（炎症）、atherosclerosis（動脈硬化）の略で、炎症状態が遷延することで低アルブミン血症や動脈硬化につながります。炎症の原因を突き止め、治療することで、アルブミンを改善させる必要性があります。

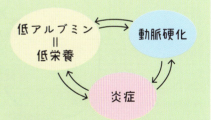

炎症は低アルブミン血症と関連があり、動脈硬化につながる

原因⑤ アレルギー反応

例1 ACE阻害薬×AN69膜使用の場合

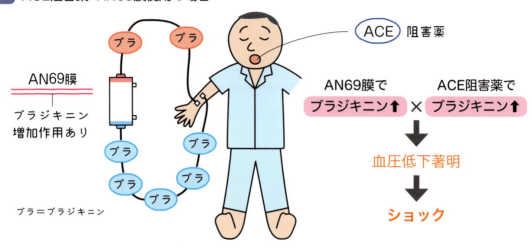

- AN69膜の使用によって、血液中のブラジキニンが増加することが知られています。そのためAN69膜を使用している患者には、アンギオテンシン変換酵素（ACE）阻害薬は禁忌です。
- ACE阻害薬はブラジキニンの代謝を抑制し、血管を拡張させる作用があります。AN69膜使用によりブラジキニン濃度がさらに上昇してしまい、ショックを起こします。

例2 ナファモスタットメシル酸塩（NM）使用の場合

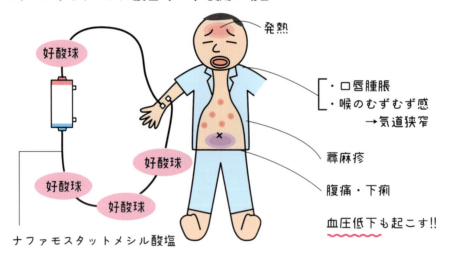

- ナファモスタットメシル酸塩（nafamostat mesilate：NM）によるアナフィラキシーショックもしばしば起こります。NMは半減期が短いために、出血傾向や、活動性の出血患者においてしばしば使用されます。
- NMは生体内でアレルギー反応を起こし、好酸球増加を起こします。そして度重なる曝露により、アナフィラキシー症状を起こすことがあります[4,5)]。

原因⑥ 自律神経障害

- 生理的には透析中の除水により循環血液量が減少すると、血圧低下を防止するための代償作用として自律神経反射が生じます。それにより血管を収縮させ、血管抵抗を上げます。
- 自律神経障害では、その反射が機能せずに血圧が低下します。透析後半と透析後に起きやすく、特に高齢者と糖尿病の患者に起こりやすいです。
- 対策としてはアメジニウムメチル硫酸塩（リズミック®）を透析前に服用することによって、血管抵抗が下がりやすい透析中に血管抵抗を上げることで血圧低下を防ぎます。

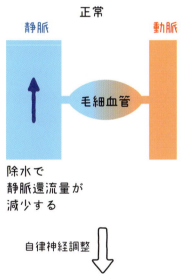

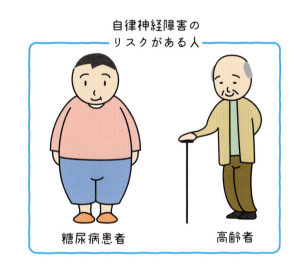

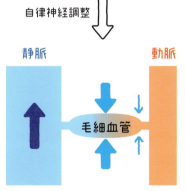

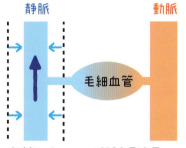

原因⑦ DWの過度の下方設定

- 低栄養の患者の栄養状態が改善し、筋肉量・内臓脂肪が増加したにもかかわらず、DWを再設定しないと、多くの体液量を除水することになり血圧低下を引き起こします。

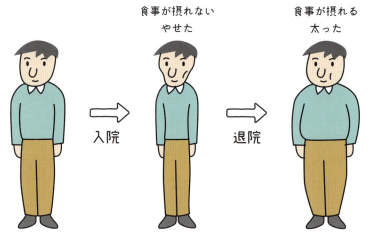

原因⑧ 除水量の設定間違い

- 透析前の体重に誤りがあると、過度の除水により透析中あるいは透析後にショックを起こします。一方、除水量の設定が実際より過少になると、透析後に浮腫や心不全を起こすことがあるため、正確な体重測定は必須です。
- 透析後の体重も正確に測定しないと、DW設定ミスにつながります。

原因⑨ 常時低血圧

- 透析前の収縮期血圧が100mmHg未満のことを常時低血圧と定義しています。
- 症例によっては収縮期血圧が60〜70mmHg程度の場合もあります。原因は明確ではありませんが、心機能低下による低血圧が圧倒的に多いです。
- DW設定が低すぎて循環血液量減少（hypovolemic）であること、収縮性心膜炎や心タンポナーデ、副腎不全[6]なども常時低血圧の原因となりえます。低血圧のため除水不足に陥り、体液量過剰やうっ血性心不全を惹起するため注意が必要です。
- 治療は尿毒素物質を除去するためhigh-Flux膜で十分な透析を行ったり[7]、HDFを行います。カテコラミンの受容体に直接はたらきかけるアメジニウムメチル硫酸塩（リズミック®）、ドロキシドパ（ドプス®）を使用して血圧を上げます。

▼常時低血圧の原因となる主な心疾患

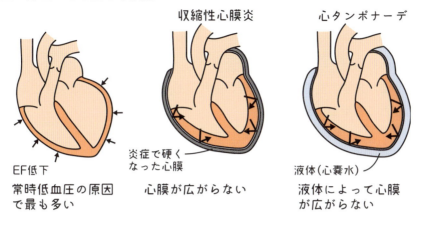

文献

1) Locatelli F, Altieri P, Andrulli S, et al. Hemofiltration and hemodiafiltration reduce intradialytic hypotension in ESRD. *J Am Soc Nephrol* 2010；21：1798-1807.
2) Wang AY, Ninomiya T, Al-Kahwa A, et al. Effect of hemodiafiltration or hemofiltration compared with hemodialysis on mortality and cardiovascular disease in chronic kidney failure: a systematic review and meta-analysis of randomized trials. *Am J Kidney Dis* 2014；63：968-978.
3) Nistor I, Palmer SC, Craig JC, et al. Convective versus diffusive dialysis therapies for chronic kidney failure: an updated systematic review of randomized controlled trials. *Am J Kidney Dis* 2014；63：954-967.
4) 三瀬直文，清水英樹，西隆博，他：メシル酸ナファモスタットによる重篤な薬剤アレルギーの検討．透析会誌2004；37（1）：65-70.
5) 伊藤建二，福島隆生，中下尚登，他：メシル酸ナファモスタット過敏症を発症した血液透析患者の2例－既報35例との比較．透析会誌 2007；40（11）：913-918.
6) Arregger AL, Cardoso EM, Zucchini A, et al. Adrenocortical function in hypotensive patients with end stage renal disease. *Steroids* 2014；84：57-63.
7) Zhang D, Sun XF, Ma ZF, et al. Effects of high-flux hemodialysis on plasma adrenomedullin and sustained hypotension in elderly hemodialysis patients. *Chin Med J* 2011；124：907-910.

2 透析中の急変

透析は血液の体外循環という非生理的な治療であるため、急変が発生すれば重篤な状態に陥る可能性があります。些細な変化や軽い症状でも見逃さず、原因を突き止め、迅速に対応することがとても重要です。

①不均衡症候群

主な症状 全身倦怠感、頭痛、悪心、視力障害、まれに錯乱、見当識障害、けいれん、昏睡などの中枢神経症状

訴えの例：「気持ち悪い」「頭が重い」「ぼーっとする」

原因
- 透析導入期に問題となる合併症です。
- 透析導入前は、尿毒素が蓄積し血液や脳細胞内の浸透圧が上昇しています。透析により血液の浸透圧がすみやかに是正されて下がると、脳細胞と血液の浸透圧に差が生じます。すると、浸透圧の高い脳細胞内に水分が移動し脳浮腫を起こします。これが不均衡症候群の主な原因とされています。

▼不均衡症候群とは？

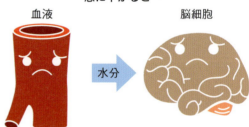

血液透析で血圧の浸透圧が急に下がると…

血液の浸透圧　＜＜　脳細胞の浸透圧

対応
- 透析量を少なくし、少しずつ体を透析に慣らしていくことです。血液の浸透圧が急激に下がらないように工夫する必要があります。
- 2〜3時間程度の頻回短時間透析を行います。膜面積の小さいダイアライザーを使用し、血流量を低く設定し、徐々に血液の浸透圧を下げるようにします。
- 不均衡症候群が生じた場合はただちに安静にし、医師に相談し、より緩徐な透析を行います。

②血圧低下　→p.90参照

主な症状 あくび、動悸、腹痛、悪心、顔面蒼白、冷汗、意識レベル低下　など

訴えの例：「吐きそう」「トイレに行きたい（便意による）」「冷や汗が出てきた」

原因

- 透析中の血圧低下は、狭心症、不整脈、腸管虚血、脳梗塞などの血栓症を誘発する原因となりえます。
- 血圧低下に大きく影響するのは、心臓の状態と総除水量、除水速度です。全体のバランスが取れている状態であれば、除水が進むにつれ血管が収縮し、心拍出量が増加し、間質から血管内に水分が移動することにより、血圧が保たれます。
- 透析患者は、動脈硬化、心予備能の低下、自律神経機能の低下があり、血圧が低下しやすいのです。

注意！
低栄養、低蛋白血症がある場合は、間質から血管内への水分移動が少なくなるので血圧が低下しやすくなります。

透析中に血圧低下をきたす患者は、予後が悪いことが知られています。

POINT
最近増加している、大動脈弁狭窄症の進行により透析中の血圧が低下するケースや、無症状のまま心筋梗塞を起こし心機能が低下しているケースなどもあるので、複数の可能性についても考える必要があります。
（→p.91参照）

▼透析中の血圧低下時に確認すべき項目

- 心疾患の有無
- 心機能の評価
- 弁膜症の有無
- 過除水となっていないか、DWは適正か？
- 除水速度は適正か？
- 低栄養がないか？
- 貧血がないか
- 血圧低下の原因となる薬を服用していないか？

透析中の血圧低下の原因はさまざまです。血圧低下の原因が酢酸不耐症として紹介された患者の実際の原因は、手術適応のある大動脈弁狭窄症ということがありました。常に基本に戻り、1つ1つの項目に問題がないか確認することが大切です。

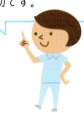

POINT
血圧低下の診断には、心電図検査や心エコー検査も行うようにしましょう。

対応

- 透析中に血圧が下がったら、まず除水量を減らすか、除水を停止、下肢挙上し、血流量を下げます。
- 透析液温度を下げ、血管の収縮および血圧上昇を期待します。場合により、生理食塩液の補液も行います。重篤な場合は透析を終了します。
- 心疾患、弁膜症、貧血など治療可能な疾患があれば治療を優先します。
- 昇圧薬として、アメジニウムメチル硫酸塩、ドロキシドパ、ミドドリン塩酸塩、注射薬では、エチレフリン塩酸塩などが使用され、低栄養状態で透析中血圧が低下する場合には、アルブミン製剤を用いながら透析することもあります。

Part 3 透析中の症状・トラブルへの対応

▼透析中血圧が低下しはじめたら…

はじめに	・あくびなどの前兆を見逃さず、頻回に血圧を測定する ・ショックを疑う場合は、一時的に下肢を挙上する（ショック体位） ・除水を停止、あるいは除水率を下げる
血圧を上げる	・生理食塩液100mLを注入する。必要ならもう一度追加 ・必要な場合は昇圧薬を追加
それでもダメなら	・重篤な場合や透析終了まで30分以内のときは、透析を終了する

血圧が低下する原因を考え、次回の透析に向けて対策をとること！

③不整脈

主な症状 動悸、胸痛、息苦しさ、胸部不快感　など

訴えの例：「ドキドキする」「胸が苦しい」「胸がつまる」

原因

- 不整脈が起こる原因は、糖尿病や、動脈硬化、高血圧などに関連するものもありますが、透析中は電解質、体液量の変化が原因で生じることがあります。
- 透析中から後半にかけては、発作性心房細動や心室性不整脈が生じることが多くなります。

▼透析中の不整脈の原因

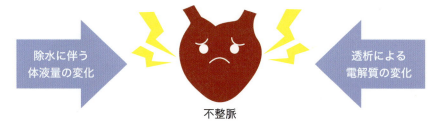

除水に伴う体液量の変化　　透析による電解質の変化　→　不整脈

対応

- まず心電図をとります。透析時間外にも動悸、胸部症状がある場合はホルター心電図を行います。必ず、透析中の時間帯も含まれるようにします。
- 心房細動は、透析中のみ生じる場合や慢性化する場合があります。抗凝固療法については議論がありますが、心拍数の管理、カテーテルアブレーションが行われます。心室性不整脈には、薬物療法が行われます。
- 透析中の不整脈は電解質、特にカリウム変動（透析中にカリウム値が急激に低下すること）を是正することで予防できることがあります。

- 透析前後のカリウム値を確認し、必要に応じ透析液のカリウム濃度を上げる、透析中にカリウムを補う（この場合点滴静注ではなく透析直前に果物をしっかり食べてもらうなど）などの調整をし、透析前後のカリウム値の差を小さくします。

▼透析中の不整脈の予防

透析前後のカリウム値の変動を小さくする

カリウム値

注意！
透析後のカリウム値が低いからと、カリウム摂取量を増やすと、透析前の値が上昇してしまい透析前後のカリウム値の差が小さくなりません。

④出血

主な症状　ふらつき、労作時呼吸困難　など（※無症状のこともある）
訴えの例：「ふらふらする」「歩くと息切れがする」「便が黒い（または）赤い」「痛み止めを飲んだら胃が痛い」

原因

- 透析患者の消化管出血の頻度は健常者より高く、なかでも急性胃粘膜病変（胃炎、胃・十二指腸潰瘍）は頻度が高いです。
- 透析中は抗凝固薬を使用するので、より出血しやすい傾向にあります。
- 透析中の抜針による出血、またシャントの止血、ダイアライザーの残血についても、注意する必要があります。

対応

- 出血性胃炎は、吐血や下血などで突然発症することがあります。透析中に生じた場合には、緊急内視鏡検査で診断および止血を行います。
- 出血病変があり透析を行う場合は、透析中に使用する抗凝固薬のヘパリンを、出血を助長しないよう他の抗凝固薬に変更する必要が出てきますので、医師に確認します。

⑤呼吸困難

主な症状　息苦しさ、労作時の息切れ、胸部不快感　など
訴えの例：「苦しい」「息がつまる」「空気を吸い込めない」

原因

- 呼吸困難の原因はたくさんありますが、特に透析患者に多いものとしては、肺水腫、胸水貯留、肺血栓塞栓症です。透析患者は感染症にもかかりやすく、呼吸器感染症も原因となることがあります。
- ダイアライザーや血液回路、抗凝固薬、薬剤に対するアレルギーが原因で、透析中に喘息様発作が生じることもあります。

対応

- バイタルサイン、パルスオキシメーターで血中酸素飽和度の測定を行い、呼吸の状態、咳、痰の有無、どのように生じたか、進行性か、増悪因子（起座呼吸の有無など）の有無などを確認し、医師に報告します。
- 起座呼吸があれば、上体を起こします。
- 体液貯留の場合は、目標体重の設定を下げます。

⑥ショック

原因・症状

- ショックには要因により4つの分類があり、いずれも透析中に起こりうる疾患を含んでいます。
- 透析中のショックは、除水過多による循環血液量不足によるものが多いです。
- 透析中に生じる可能性があるアナフィラキシーショックには、ダイアライザー、透析中に投与する薬物、抗凝固薬などが関係しています。

▼ショックの分類

❶ 循環血流量減少性ショック	出血、脱水、腹膜炎　など
❷ 血液分布異常性ショック	アナフィラキシーショック、敗血症　など
❸ 心原性ショック	心筋梗塞、弁膜症、重症不整脈、心筋症、心筋炎　など
❹ 心外閉塞・拘束性ショック	肺塞栓、心タンポナーデ、緊張性気胸　など

対応

- 除水をただちに止め、モニター、酸素を装着、バイタルサインを確認し、補液を急速に行い、透析を終了します。そして適切な初期治療ができるよう備えます。

> **注意！**
> 透析中の抜針、回路接続外れ、クランプ忘れによる出血（失血）はショックにつながります。これらを想定した視点で透析中の観察を行いましょう。

③ 透析中の不快感・痛み

透析中はさまざまな症状が起こる可能性があります。透析＝苦痛とならないよう症状をうまく聞き出し、悪化する前に対策を打ちましょう。

①悪心・嘔吐

原因

- 透析中の血圧低下の一症状として、悪心・嘔吐が出現することがあります。
- 急性胃粘膜病変などの消化器系疾患、ジゴキシン、テオフィリンなどの薬物、ウイルス感染症、腸管閉塞などでも悪心・嘔吐が出現します。
- 糖尿病患者であれば、糖尿病性胃腸運動障害に伴い悪心・嘔吐が生じる可能性もあります。

対応

- 悪心・嘔吐がみられた場合、症状の把握と同時にバイタルサインも確認し、血圧低下があれば除水量を減らすか、除水を停止、下肢挙上し、血流量を下げます（→p.99参照）。
- 透析開始前より悪心・嘔吐があり、体重がDWを下回っている場合には、透析中の補液を検討します。

②頭痛

原因

- 頭痛は、まず緊急性を鑑別することが重要です。クモ膜下出血、脳室内出血、小脳出血などの脳血管障害を除外するだけでなく、外傷性脳出血など、頭痛の性状だけでなく、外傷、転倒の有無など、鑑別に必要な情報を得ることが必要です。
- 透析に関連する頭痛としては、不均衡症候群、低血圧、高血圧、エリスロポエチン起因性頭痛、貧血などがあります。

対応

- 透析患者の頭痛の頻度は高く、多くは透析に関連して生じています。一般的に薬物などで対症療法が行われますが、透析条件を見直し、頭痛を予防できるか検討します。

Part 3 透析中の症状・トラブルへの対応

③腹痛

原因

- 除水が進むにつれ、あるいは血圧の低下に伴い、胃腸の血流が低下すると腹痛を生じやすくなります。あるいは血栓易形成性のものが考えられます。
- 排便管理がうまくいかず、便意に伴う腹痛の場合もあります。また、胃・十二指腸潰瘍などの消化性潰瘍に伴う腹痛の可能性もあるので、症状の推移を継続して観察することが大切です。

対応

- 透析間体重増加を減らすために、塩分制限を行い、透析中血圧低下をきたさないようにします。
- 腹部を温め、便通管理にも注意を払います。
- 突然の腹痛で重篤であれば、透析を終了し、腹部造影CT検査や血管造影検査の実施も検討します。

④胸痛

原因

- 透析患者は心血管疾患のハイリスク群であり、心血管疾患の可能性を常に考えておく必要があります。
- 透析患者の動脈は中膜肥厚と石灰化が特徴です。脳卒中、下肢閉塞性動脈硬化症、虚血性心疾患の発症の原因となります。
- 胸が痛いといっても、胸部不快感や動悸、息苦しさなどが含まれている場合があります。症状に乏しい場合もありますが、異変を見逃さないことが重要です。

対応

- 緊急性のある胸痛を見逃さないことが大切です。すぐに12誘導心電図をとります。
- 胸痛にはさまざまな原因がありますが、狭心症、心筋梗塞の可能性は常に考慮します。不整脈があるかもしれません。
- 少しでも疑われれば採血（CPK、トロポニンなど）し、血圧低下があれば除水量を減らすか、除水を停止して下肢を挙上します。

⑤便意

原因

- 透析中に血圧が低下して便意を生じる場合、また下剤使用に伴い便意を生じる場合があります。
- 透析患者は、水分（塩分）摂取制限をしており、さらに高カリウム血症の治療薬や、リン吸着薬を服用するため、便秘になりやすい状況にあります。

> 対応

- 透析中の急激な血圧低下は、便意を生じる原因となります。まずバイタルサインを確認することが基本です。
- トイレに行くために透析から一時離脱した場合、血圧が安定するよう調整することも大切です（→p.79参照）。
- できる限り透析中に便意、排便が起こらないよう、日常的に排便の管理をすることが重要で、下剤を服用するタイミングを確認し指導します。

⑥筋けいれん（足つり）

> 原因

- 下肢の筋肉に生じることが多いです。
- 強い痛みが出現し、けいれんが治まるまで患者の苦痛が強い場合が多いです。
- 除水過剰あるいは除水速度が速すぎることにより、透析中に局所の筋肉の血流が低下して筋けいれんが起こります。
- 低カルシウム透析液の使用中に血清カルシウム濃度が低下し筋けいれんが生じることがあります。
- カルニチン（アミノ酸化合物）は、脂肪酸や筋肉の代謝に重要な成分ですが、透析患者では食事摂取量の低下、生合成量の低下、透析による除去などから不足していることがあり、筋けいれんが起こりやすい状況にあります。
- 低マグネシウム、低カリウム血症、代謝性アルカローシス、甲状腺機能低下症などが原因で起こることもあります。
- DW設定が低すぎると、より筋肉の血流低下を生じやすくなります。

▼透析中の筋けいれんの原因
- 筋肉の血流低下
- 透析中のカルシウムの低下
- カルニチンの欠乏
- その他

> 対応

- 除水を止め、血圧を測定します。
- 痛みのある部位を温めたり、マッサージをしたり、けいれんしている筋肉を伸ばします。
- 200mL程度の急速補液を行うこともあります。
- 低カルシウム透析液を使用中に筋肉のけいれんが多発する場合、よりカルシウム濃度の高い透析液に変更することが有効な場合があります。また、グルコン酸カルシウムを投与することもあります。
- 芍薬甘草湯の投与、L-カルニチン、ビタミンEの補充も検討します。

POINT
筋肉の血流低下を予防する、除水過多にしないなど、透析条件の見直しも必要です。

4 機器関連のトラブル

透析室には透析監視装置が何台も並び、血液が回路をめぐっています。そこには患者の命に直結する、さまざまな危険が潜んでいます。

①回路凝血

原因

- 血液は血管外へ出ると固まる性質をもっています。そのため血液透析の治療に抗凝固薬を用いますが、それでも回路内に血のかたまり（凝血）ができることがあります。抗凝固薬の注入量不足、注入ラインの閉塞、血液の濃縮、ヘパリン起因性血小板減少症（HIT）などが考えられます。
- ナファモスタットメシル酸塩（NM）注入下でのPAN膜使用・輸血療法、穿刺時の脱血不良対処に時間を要することも凝血の要因となります。
- 炎症が起こっている場合は凝血しやすくなります。

▼回路凝血の例

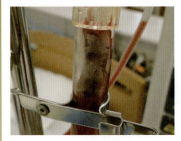
除水によって血液が濃縮する返血側のチャンバは凝固の好発部位

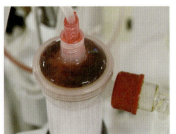
ダイアライザー

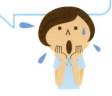
ダイアライザーでの凝血は、透析効率の低下にもつながります。

> **注意！**
> 血液回路の返血側エアトラップ内が凝血の好発部位ですが、圧力測定ラインに凝血がはまり込んでしまうと静脈圧が正常にモニタリングされないことがあります。静脈圧の上昇だけではなく、まったく変化がみられない状況にも注意が必要です。

予防・対応

- 脱血状態の確認は、穿刺針から血液回路を取り外し、注射器などを用いて行う必要があります。

> **注意！**
> 特に透析開始まもなくの脱血不良においては、血液ポンプでの陰圧の影響、抗凝固薬の効果の乏しさも加わり、脱血側回路からエアトラップで急速に凝血が進行します。正確な判断と迅速な対応が必要です。

- 凝血の原因が定まらない場合は、出血凝固時間検査において基礎病態を評価、抗凝固薬の変更、増量が必要となることもあります。
- 定時的に生理食塩液を流入させること（リンス）で凝血を予防し、凝血の程度も確認します。透析継続が困難な凝血を認めた場合はすみやかにプライミング、回路交換を行います。

②漏血

原因

- 血液透析では、血液はダイアライザーの膜を介して透析液と接しており、直接には接していないため、細菌などが血液中に流入することはありません。しかし、ダイアライザーに穴が開いてしまうと、血液と透析液が直に接することになり、漏血が生じます。
- **ダイアライザーの膜の損傷**によるもので、製品そのものの不良、落下などの取扱不良、またダイアライザーへの過度の圧力が原因として挙げられます。
- 透析液出口側（赤側）の液が赤、またはピンク色になることで気づくこともありますが、一定量の漏血を認めると、透析監視装置の漏血アラームが作動します。

> 現在、ダイアライザーの性能向上により、漏血はほとんど経験することはなくなりました。それでも、透析の現場でダイアライザーを取り扱うスタッフは、細心の注意を払う必要があります。

予防・対応

- 漏血アラームが作動した場合は、試験紙にて潜血反応を確認します。
- 陽性の場合は対象のダイアライザーの使用を中止し、血液回収を行い、再開の必要がある場合は、新たにダイアライザーをプライミングし続行します。
- 患者の全身状態の観察、バイタルサインのチェックを行います。

> 漏血の量にもよりますが、一昔前は血液回収を行わず、全廃棄としていました。現在は透析液の清浄化は必須となっており、オンライン補充液の水質基準を遵守されている場合、血液回収は行っても問題ありません。
> 抗菌薬投与も以前は行っていましたが、上記の場合は不要です。もちろん医師への報告は必要で、対処指示を仰ぎます。

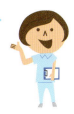

③回路からの空気混入

原因

- 血液回路から空気が大量に患者の体内に入った場合には、**肺梗塞、脳梗塞など重篤な合併症を引き起こ**します。

- 穿刺針と血液回路の接続のゆるみによる空気混入、脱血側の抜針、プライミングラインのクランプ閉め忘れ、血液回路を利用しての輸血・点滴静脈注射など、透析中の複数の場面で空気混入の危険は存在します。特に血液ポンプ手前での混入は大量混入の危険があります。

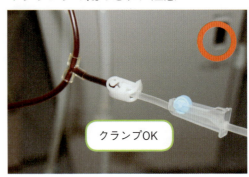

▼クランプの閉め忘れに注意

クランプOK

予防・対応

- 空気混入は透析監視装置の気泡検知器（→p.41参照）により検知され、機器連動として血液ポンプ停止、静脈側回路のクランプがかかることにより体内への誤入は防止できます。そのためにも、気泡検知器への回路接続は絶対に忘れてはいけません。
- 万が一、患者の体内に空気が誤入してしまった場合、まずは全身状態を観察し、バイタルサインのチェックを行います。
- 座位や頭部挙上している患者は即座に仰臥位とします。近ごろはトレンデンブルグ体位（頭部を低く、下肢挙上）ではなく、仰臥位安静でよいといわれています。
- 誤入してしまった空気が大量の場合、高気圧酸素療法の適応となることもあります。

④透析液異常

透析液濃度異常

原因

- 濃度異常には人為的要因、機械的要因があります。
- 具体的な値としてはNa 135〜145mEq/Lが通常透析のNa濃度となるので、処方透析以外でこの値から逸脱した濃度は異常としてとらえ、対応が必要となります。
- 高濃度透析液使用下の臨床症状として頭痛、口渇、また意識障害、血圧上昇なども挙げられます。
- 低濃度透析液使用下の臨床症状としては、気分不快、頭痛、嘔吐、筋けいれん、意識障害などがあり、洗浄で使用される消毒薬、RO水の装置内残存では溶血を引き起こします。

▼透析液濃度異常の要因

人為的要因	機械的要因
・濃度計（電導度計）の上、下限の設定ミス ・原液不足 ・原液（A液・B液）取り違え ・粉末溶解の際の水量、粉末量間違い ・攪拌忘れによる溶解不足 ・思い込みにより透析終了し洗浄工程へ　　など	・原液注入ポンプの故障による原液不足 ・RO水とA・B原液の混合比の誤り ・濃度計の故障　　　　　　　　　　　　　　など

予防・対応

- 透析液供給装置、透析監視装置には濃度計（→p.42参照）が装備されており、この**警報範囲が必ず安全範囲**にあることを確認しましょう。
- 濃度異常の際は、ダイアライザーへの透析液の供給を停止し、患者監視装置のモードをECUM（→p.29参照）として治療を続行することは可能です。
- 透析液供給装置、個人用透析監視装置、いずれにしても濃度異常の原因が判明し、濃度計の値が正常範囲に戻った時点で実濃度を測定し、安全確認を実施した後に、透析を再開します。

透析液温度異常

原因

- 透析液の温度は、体温程度が基準です。
- 高温透析液使用下では患者は発汗、熱感、また血管痛を訴える人もいます。
- 低温透析液使用下では悪寒、末梢冷感などの症状が出現することがあります。
- 温度異常は機械的要因がほとんどで、温度を制御するサーミスタ、加温のためのヒーターの故障などが原因となります。

予防・対応

- まずダイアライザーに触れて、熱いか、冷たいか確認し、対象機器の温度センサーなどに不具合がないか確認します。

> **注意！**
> 血液の温度が42℃を超えると溶血につながるので、これを超える高温透析は非常に危険です。

> **POINT**
> 血圧低下予防のために透析液温度を下げることを希望する患者もいます。文献には"血圧低下予防のための低温透析は考慮されるべきかもしれない"とあり[1]、透析条件・DWの見直し・時間当たりの除水量を軽減するなどの対応においても血圧維持が困難な場合は、患者が寒さを感じない範囲で試みてみましょう。

⑤除水誤差

- 除水精度にかかわる箇所からの水漏れは、過除水を引き起こします。血圧測定などでベッドサイドに向かう際は、機器周囲にも目を配りましょう。
- 過度に静脈圧が高い状態での透析でも過除水傾向となります。精度管理が行われていない機器では過除水、除水不足両方の危険があるので、しっかりとした点検が必要です。
- 透析終了後の体重が予定からかけ離れている場合は、必ず臨床工学技士に機器の点検を依頼しましょう。機器に異常がない場合は、透析前体重の誤りが考えられます。

⑥透析液汚染

- 現在の透析医療では透析液の清浄化は必須であり（→p.38参照）、ガイドラインに則った管理が必要とされています。
- 透析液の水質は細菌数とエンドトキシン（ET）の活性値で評価します。
- オンラインHDF（→p.30参照）は大量の透析液が直接血中に入るため、非常に厳しい基準をクリアする必要があります。
- オンラインHDFを行っている施設においては透析液の水質が汚染された場合、オンラインHDFの中止基準を決めておく必要があります。

▼2016年版 透析液水質基準

透析液用水	細菌数 100CFU/mL 未満 ET 0.050EU/mL 未満
標準透析液 (standard dialysis fluid)	細菌数 100CFU/mL 未満 ET 0.050EU/mL 未満
超純粋透析液 (ultra-pure dialysis fluid)	細菌数 0.1CFU/mL 未満 ET 0.001EU/mL 未満（測定感度未満）
透析液由来オンライン調整透析液 (オンライン補充液：online prepared substitution fluid)	無菌かつ無発熱物質（無エンドトキシン）

注）上記基準のアクションレベル（汚染が基準値より高度になる傾向を防ぐために、措置を講じる必要がある汚染度）は施設の汚染状況に合わせて設定されるが、本提言では上限値の50％と定める。
日本透析医学会：2016年 透析液水質基準. 透析会誌 2016；49（11）：701. より一部改変して転載

文献

1) 日本透析医学会：血液透析患者における心血管合併症の評価と治療に関するガイドライン. 透析会誌 2011；44（5）：364.
2) 日本臨床工学技士会：専門臨床工学技士テキスト【血液浄化編】第4版.

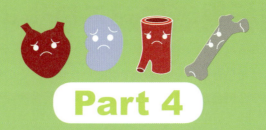

Part 4

長期透析合併症の アセスメントと対応

❶ 長期透析患者に起こりやすい合併症

❷ 心血管系の合併症

❸ 腎性貧血

❹ 骨・関節の合併症

❺ 感染症

❻ 電解質異常

❼ 心外膜炎

❽ 出血傾向

❾ 皮膚掻痒症（皮膚のかゆみ）

Part 4 長期透析合併症のアセスメントと対応

長期透析患者に起こりやすい合併症

透析療法は腎臓と同じはたらきができる治療ではありません。そのため、長期間透析を続けていると、さまざまな合併症が起こってきます。長期透析合併症をよく知り、普段から注意しましょう。

- 透析患者は**導入後1年以内の死亡率**が高いことが知られています。
- 一方、日本では透析技術が発達し、透析導入20年以上30年未満経過患者は19,381名、30年以上40年未満経過患者は6,139名、40年以上経過患者は793名おり[1]、高齢透析導入患者数も増えています。

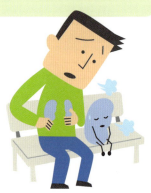

▼長期透析患者の主な合併症

心血管系の合併症	・特に血管石灰化による末梢循環障害、大動脈弁石灰化による大動脈弁狭窄症、冠動脈石灰化による虚血性心疾患に注意
腎性貧血	・腎由来の造血ホルモンであるエリスロポエチン欠乏によって起こる。加えて、鉄・ビタミン欠乏、慢性炎症に基づく貧血を認めることもある
骨・関節の合併症（CKD-MBD）透析アミロイド症	・リン・カルシウムバランスの破綻、二次性副甲状腺機能亢進症とビタミンD活性化障害がそれぞれに関与し、骨代謝回転の変化と血管石灰化促進に寄与する。さらに、β_2-ミクログロブリン沈着による透析アミロイドーシスが骨病変に影響を与え、複雑な骨・関節合併症をもたらす
感染症	・透析患者では細胞性免疫が低下し結核感染症の頻度が高いことが知られている。さらに血液透析では毎透析時に穿刺し使用するシャント血管の存在が血流感染症の原因となり、腹膜透析では透析液交換時の接続、カテーテル刺入部の観察・清潔維持不足からカテーテル関連の感染・腹膜炎が起こりやすくなる
電解質異常	・特にカリウムは高くても低くても急性症状のリスクになる
皮膚掻痒症	・尿毒症物質の蓄積・皮膚乾燥による。リン・カルシウムバランスの破綻により痒疹が出る場合もある
腎がん	・透析10年以上の後天性多発嚢胞腎（ACDK）合併透析患者では、腎がんを念頭におく

文献

1) 日本透析医学会：図説 わが国の慢性透析療法の現況．2016年12月31日現在．
http//docs.jsdt.or.jp/overview/（2018. 5. 20. アクセス）

心血管系の合併症

合併症で特に発症リスクが高いのが心臓・血管系です。透析患者は尿が出ないため、水分や塩分が体にたまり、それを循環させる心臓には常に大きな負担がかかっています。

- 体外循環を用いた治療である血液透析、体液過剰に傾きやすい腹膜透析は、いずれも心血管系の合併症が多く、予後に影響することが特徴です。

①高血圧　→p.88, 142参照

原因

- ナトリウムと水分貯留、レニン・アンジオテンシン系の亢進、交感神経系の亢進、血管収縮作動物質（エンドセリン）の増加、血管拡張作用物質（一酸化窒素：NO）の減少、エリスロポエチン投与、血管の石灰化、副甲状腺ホルモン過剰分泌などがあります。

症状

- 頭痛、頭重感、耳鳴り、目の充血、鼻出血　など

対応

- ドライウェイト（dry weight：DW）調節後でも25～30%の患者は降圧薬が必要です。
- 血圧は測定条件（測定時間、体位、測定部位）により変動します。それを念頭に**まずは正しいDW設定が重要**です。DWは心胸郭比（50～53%以下。心肺疾患により個人差がある）、心臓エコー検査、心房性Na利尿ペプチド（ANP：透析後50～100pg/mL）、透析中および自宅での血圧推移から総合的に判断します。
- 透析時間の経過とともに血圧が上昇する場合のほとんどは体液過剰（plasma refillingが多い）のため、DWの下方修正が必要です。
- 過度の血圧低下をきたす場合には、DWの見直し（上方修正）、降圧薬服用タイミング、種類の変更、昇圧薬の使用などを検討します。

▼目標と考えられる血圧値

透析前	140/90mmHg 未満
透析後	130/80mmHg 未満
24時間血圧測定　昼　夜	135/85mmHg 未満　120/80mmHg 未満
家庭血圧　収縮期血圧	125～145mmHg

透析患者における高血圧治療のアルゴリズム

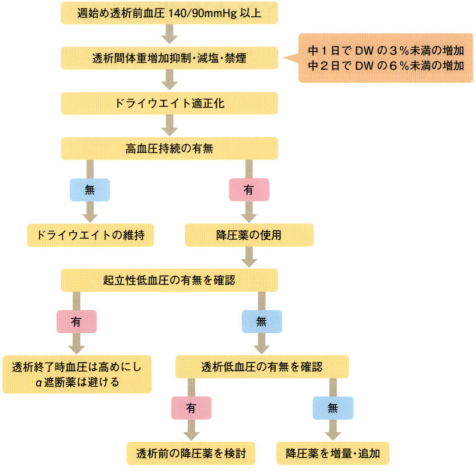

日本透析医学会：血液透析患者における心血管合併症の評価と治療に関するガイドライン．透析会誌 2011；44（5）：360-362．より一部改変して転載

②低血圧　→p.90, 142参照

原因

- 透析継続が困難になりやすい透析低血圧は、主に以下が原因です。

> - 静脈還流低下（除水速度とplasma refillingのミスマッチ）
> - 自律神経機能低下（血圧低下に対する交感神経の反応不全）
> - 心機能低下（左室収縮障害）
> - 大動脈弁狭窄症

症状

- 立ちくらみ、倦怠感、動悸
- 透析中の急激な血圧低下は、脳萎縮、特に前頭葉萎縮と関連します。

> 対応

- 持続性低血圧にはミドドリン塩酸塩、ドパミン塩酸塩等の昇圧薬内服による血圧維持を試みます。
- 運動療法は起立性低血圧の非薬物療法として効果的です。
- 糖尿病透析患者では自律神経障害（→p.95参照）の合併症が多くみられ、特に透析で除水した後の起立性低血圧は転倒のリスクとなります。DWを下方修正した後は、透析終了後臥位・座位・立位でそれぞれ血圧を測定し、極端な低下がないか注意して観察します。

③慢性心不全、虚血性心疾患　　→p.56参照

> 原因

- 心不全の原因は虚血性心疾患が最も多いです。
- 高血圧性心肥大に冠動脈疾患を合併すると、うっ血性心不全が起こりやすくなっています。

> 症状

- 透析導入期ですでに約50％が無症候性冠動脈疾患を合併していますが、無症候性心筋虚血、心電図異常を伴わない心筋梗塞の発症頻度は高く、注意が必要です。
- 透析患者の血漿BNPまたはNT-proBNP濃度は、健常者の数倍から数十倍高くなります。
- 心機能が低下した患者では、体液量の増加、過大血流シャント単独でも心不全を発症します。
- その他の誘因として、感染症、発熱、貧血、DWの不適正、大動脈弁狭窄症または僧帽弁逆流などがあります。なかでも大動脈弁狭窄症は増加傾向にあり、突然死の原因となるため注意が必要です。

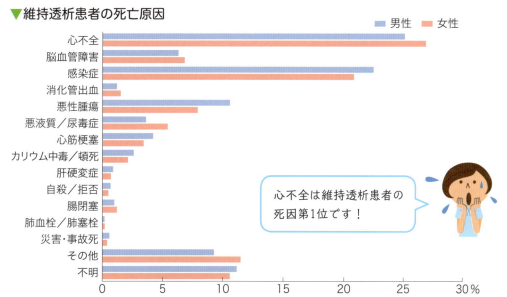

▼維持透析患者の死亡原因

心不全は維持透析患者の死因第1位です！

日本透析医学会：図説 わが国の慢性透析療法の現況．2016年12月31日現在．
http://docs.jsdt.or.jp/overview/（2018.5.10.アクセス）より転載

> **対応**
- 透析患者が、特に透析（体外循環）中に胸痛や呼吸困難を訴えたら、まず12誘導心電図とモニター心電図の装着、酸素投与、心筋逸脱酵素を含む採血を行います。

④心臓弁膜症

大動脈弁狭窄症（aortic stenosis：AS）

> **原因**
- 血管石灰化と同様の機序で発症し、透析患者の15〜20％に認められます。
- 重症化が速く、健常者の2〜5倍の速さで進行します。
- 大動脈弁から先の大動脈に流れ込む血流が減るため、心不全、低血圧に陥りやすく、突然死を起こしやすくなります。

> **症状**
- 冠動脈は大動脈弁に接して開口しており、大動脈弁狭窄により冠動脈の血流が低下する労作時胸痛などの狭心症症状を呈します。
- 胸水貯留、心房細動を認めることがあります。心胸比が大きいのに血圧が低く除水できない透析困難症を呈します。

> **対応**
- 除水が必要な場合、通常よりも緩徐にDWを下げて対処します。
- 完治をめざす場合は、弁置換術が必要です。

大動脈弁閉鎖不全症（aortic regurgitation：AR）

> **原因**
- 石灰化、加齢変性以外に、感染性心内膜炎、大動脈解離、二尖弁などが原因で起こります。

> **症状**
- 息苦しさ、不整脈、脈圧増加（収縮期と拡張期の血圧差が大きい）、心不全、心房細動

> **対応**
- DWを下げて対応します。
- 完治をめざす場合は、弁置換術が必要です。

僧房弁膜の疾患

原因
- 僧房弁が石灰化すると僧帽弁狭窄症や閉鎖不全症をきたし、心房細動の原因となります。

症状
- 透析中2日経過後の過剰な体液増加により、機能的僧房弁閉鎖不全症、心房細動を呈することがあります。

対応
- 透析による除水で改善を図りますが、根本的な治療としては弁置換術が必要です。

⑤肺高血圧

原因
- 高血圧の成因（→p.113参照）も同時に関与するほか、左心拡張、心筋障害、心拍出量増加、肺動脈の石灰化、僧房弁・大動脈弁狭窄症、慢性炎症、血管内皮機能障害、睡眠時無呼吸症候群、非生体適合性透析膜の使用によって生じます。

症状
- 労作時呼吸困難、易疲労感、動悸、胸痛、失神などの症状を呈します。

> **COLUMN**
>
> **静脈高血圧症**
>
> 静脈高血圧症はシャント肢のシャント静脈圧が上昇することにより起こります。
>
> シャント肢の浮腫を認めた場合は、シャント静脈の狭窄、閉塞がないか、場合によっては鎖骨下静脈まで造影検査で確認します。静脈高血圧では再循環による効率低下、浮腫による穿刺困難、蜂窩織炎のリスクが高まるため、早期に治療が必要です。

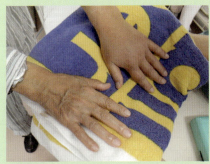

例1　シャント肢（左）手指の腫脹（ソアサム症候群）

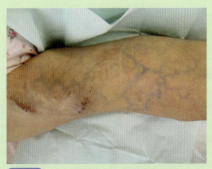

例2　シャント肢（右）静脈の怒張

対応
- 塩分を控え、DWを下方修正します。
- 肺炎予防のため喫煙を中止し、インフルエンザワクチン、肺炎球菌ワクチンを接種します。

⑥心筋症

原因
- 虚血性心疾患、高血圧性心疾患、弁膜症、先天性心疾患などすべての器質的心疾患により、左室腔拡大や肥大などの心筋線維性変性に基づく変化をきたした病態の総称です。
- 特発性心筋症様の病態を呈するほか、Fabry病（特に男性）やアミロイドーシスによる心筋症もあります。

症状
- 心機能が低下し、致死的不整脈による突然死、心不全をきたしやすくなります。

対応
- 虚血性心疾患は治療しうる心筋症の1つであり、疑えば早期に冠動脈の評価を検討します。
- Fabry病では、αガラクトシダーゼという酵素の補充療法で治療します。

⑦不整脈　→p.100参照

原因
- 致死性心室性不整脈は心不全、冠動脈疾患、糖尿病の合併患者に多く起こります。
- 透析患者の心臓は形態的・機能的な異常を高率に合併し、心機能に異常のない透析患者はわずか15％です。
- 透析中は、体水分量・体重・血圧・電解質（カリウム・カルシウム）・pHが劇的に変化します。これらの変化は不整脈を誘発しやすく、**特に透析後半から終了後に多くみられます。**

症状
- 透析患者の心臓突然死、致死性心室性不整脈の頻度は、健常者の25〜70倍になります。
- 心臓突然死は、透析開始後12時間以内と、中2日空けた透析治療前12時間以内に多く発症します。

▼不整脈の種類

心臓突然死の原因となる不整脈	心停止、心室細動、心室頻拍
失神の原因となる不整脈	Adams-Stokes発作、徐脈性不整脈、頻脈性不整脈
心不全の原因となる不整脈	頻拍誘発性心筋症、心房細動、頻脈性上室性不整脈

対応

- 「動悸」「めまい」についての情報を得ること、ホルター心電図による評価が重要です。
- 透析中には心モニターを装着し、不整脈の出るタイミングの評価と治療方法について検討しましょう。

・いつから ・いつ止まったのか ・続いているのか ・何をしているときに起こったか	・持続時間 ・頻度 ・時間の経過とともに 　改善しているか	・治療、処置により改善したか ・家族歴があるか ・透析との関連があるのか

⑧末梢動脈疾患（PAD）　→p.155参照

原因

- PAD（peripheral arterial disease）は、**動脈硬化**により動脈内腔が狭くなり、末梢循環障害をきたした状態です。
- アテローム性動脈硬化（大動脈・中等度大の動脈の内膜病変）、メンケベルグ型動脈硬化（細動脈の中膜病変）、細動脈中膜に発生するcalciphylaxisなどがあります。

症状

- 虚血が進行していても身体活動度が低いため、**間欠性跛行の症状を訴えることなく経過し、比較的小さな外傷が難治化し虚血が判明することが多い**です。
- 透析後半、足の疼痛により下肢を降ろしたがる患者は、閉塞性動脈硬化症の可能性があります。
- 特に冬、症状が悪化します。

▼重症度：Fontaine分類

Ⅰ度	無症状か冷感・しびれ感
Ⅱ度	間欠性跛行
Ⅲ度	安静時疼痛
Ⅳ度	潰瘍あるいは壊死の出現

▼透析患者のPADの特徴

1. **血管の石灰化が著明である**
   - 血管内治療やバイパス術が困難なうえ、治療で狭窄・閉塞が解除されても再閉塞しやすい
   - 膝関節以下の末梢動脈の血行障害が多く、心血管障害・脳血管障害を合併しやすい
   - 関節症などのため歩行距離が短く、間欠性跛行の症状が出にくい
   - 血液透析で除水するたびに末梢循環が悪化する可能性がある。DWの適正化に、**より注意が必要**
   - まれに広範囲の細小血管の石灰化と閉塞による皮膚潰瘍を呈し、予後不良であるcalcifilaxisを発症する
   - **重症下肢虚血**（critical limb ischemia：**CLI**）の透析患者では、救肢できても生存率は不良で、救肢できなかった場合はさらに悪い。早期発見早期治療が重要
   - CLI合併透析患者の死因は、感染症と心血管障害によるものが多い

2. **低栄養・免疫不全に加え、体液過剰で浮腫を生じやすく創傷治癒が遅れる**
   - PADが進行すると下肢浮腫を認めないことが多い

3. **尿毒症性物質の蓄積により掻痒感が強く、皮膚の障害が起こりやすい**
   - 足底の角化が著明で皮膚の亀裂を生じやすく、亀裂部からの感染で難治化する

▼PADのシグナル

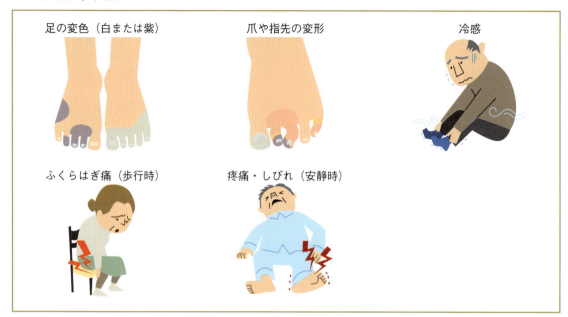

足の変色（白または紫）　爪や指先の変形　冷感
ふくらはぎ痛（歩行時）　疼痛・しびれ（安静時）

対応

- 透析患者が足の痛み・冷感・難治性潰瘍を訴えたら、足をみて動脈（足背動脈や後脛骨動脈）を触知してみます。触れない場合は、足関節上腕血圧比（ABI）、皮膚灌流圧（SPP）、血管エコーによる評価を行いましょう。
- 検査結果などから、狭窄、閉塞部位を検討し、部位に合わせた治療（バイパス術、EVT）、リハビリテーションについて総合的に判断します。
- 保険上の基準を満たせば、LDLアフェレシス（LDL-A）治療による末梢動脈循環改善を望むことも可能です。

文献
1) 日本透析医学会：血液透析患者における心血管合併症の評価と治療に関するガイドライン．透析会誌 2011；44（5）：337-425．
2) 加藤明彦，小松康宏，中山正明編：透析患者診療に役立つ診断と重症度判定のためのアプローチ（循環器系）．日本メディカルセンター，東京，2016：118-147．
3) 長谷弘記：透析患者の心筋症を考える．透析会誌 2011；44（4）：287-288．

3 腎性貧血

腎性貧血は腎不全患者によくみられる合併症の1つです。腎機能障害が進むにつれ、貧血がみられる頻度が増し、高度になります。

原因

- 腎臓において、ヘモグロビン（Hb）の低下に見合う量のエリスロポエチン（EPO）が産生されないことによる貧血で、主因が慢性腎臓病（CKD）以外に認められないものをいいます[1]。
- 腎臓におけるEPO産生細胞は近位尿細管周囲の間質に存在する線維芽細胞様細胞とされ、局所の酸素分圧が低下するとEPOが産生されます。
- 再生不良性貧血などの造血不全疾患では、Hb値10g/dL未満の貧血症例の多くはEPO濃度が50mIU/mL以上を示すのに対し、腎性貧血では多くがEPO濃度50mIU/mL未満です。
- CKDで認められる貧血の原因として、腎臓でのEPOの相対的・絶対的な産生低下の他に、赤血球寿命の短縮、鉄不足、鉄代謝障害、透析回路での残血や出血、栄養障害が挙げられます。

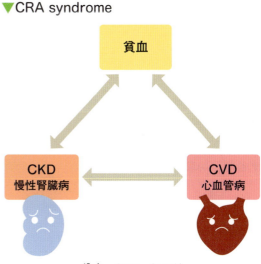

▼CRA syndrome

貧血、CKD、CVDはそれぞれ密接に関係し合っている

症状

- 体動時の息切れや動悸などの他に、心機能や腎機能の悪化もまねきます。これは、**心腎貧血症候群**（cardio-renal anemia syndrome：CRA syndrome）といわれています。

対応

- 貧血の鑑別診断では、赤血球の平均赤血球容積（MCV）、網状赤血球数、血清鉄、トランスフェリン飽和度（TSAT）、血清フェリチン値測定が有用です。
- 腎性貧血であっても鉄の不足、あるいは消化管出血など出血性病変合併による鉄欠乏性貧血を併発することもあります。必ず鑑別診断を行う必要があります。
- 鉄、TSAT、血清フェリチン値は最低でも3か月に1回は測定し、不足があれば補います。

▼腎性貧血の目標Hb値と治療開始基準

透析モード	維持すべき目標Hb値	治療開始基準
血液透析（HD）	10g/dL以上12g/dL未満	Hb値が10g/dL未満
腹膜透析（PD）	11g/dL以上13g/dL未満	Hb値が11g/dL未満

POINT
ヘモグロビン（Hb）濃度は、低すぎず高すぎずコントロールします。

- **赤血球造血刺激因子製剤**（erythropoiesis stimulating agent：**ESA**）による治療と、**鉄補充療法**があります。
- ESA製剤は作用時間の長さの違いにより3種類あります。
- 鉄の投与は経口投与、静注投与の2種類があります。血液透析（HD）患者の場合、含糖酸化鉄（1アンプル2mL、鉄40mg）を週1回透析終了時にゆっくりと透析回路返血側から投与します。13回の投与を区切りとすることが多く、血清フェリチン値が300ng/mL以上にならないよう投与します。

▼各種ESA製剤

一般名	rHuEPO [*1]	Darbepoetin-alfa [*2]	CERA [*3]
商品名	エポジン®、エスポー®、エポエチンアルファ	ネスプ®	ミルセラ®
構造の特徴	ヒトEPOと同等	ヒトEPOに2つの糖鎖が結合	ヒトEPOにPEG基を化合したもの
分子量	30,000	36,000	60,000
皮下注 半減期	19時間	45～52時間	140～154時間
静注 半減期	8.5時間	32～48時間	168～217時間
1回投与量	750～3000単位	5～180μg	25～250μg
投与頻度	週1～3回	毎週～2週に1回	月1～2回

[*1] recombinant human erythropoietin
[*2] 2014年にダルベポエチンは骨髄異形成症候群に対して使用が承認された。
[*3] continuous erythropoietin receptor activator

注意！
CERAの投与頻度は低いため、業務的には楽ですが、逆に投与間隔が長いため、投与を忘れることがあります。透析施設では、CERAの投与日をある程度決めておくとよいでしょう。

▼日本透析医学会のガイドラインでの腎性貧血治療のステートメント[1]

❶ ESA製剤も鉄剤も投与されておらず、目標Hb値が維持できない患者において、血清フェリチン値が50ng/mL未満の場合、ESA投与に先行した鉄補充療法を提案する

❷ ESA投与下で目標Hb値が維持できない患者では、血清フェリチン値が100ng/mL未満の場合、TSATが20%未満の場合、鉄補充療法を推奨する

❸ 血清フェリチン値が300ng/mL以上となる鉄補充療法は推奨しない

今まで貧血が良好にコントロールされている患者さんで、急速に貧血が進んだ場合や貧血治療に反応しない場合には、消化管からの出血や血液疾患、悪性腫瘍などが考えられます。このようなときには積極的に調べましょう。

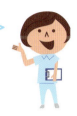

透析不足の場合にもESA製剤に反応が不良となります。十分な透析を行うことをまず心がけましょう。

文献
1) 日本透析医学会：慢性腎臓病患者における腎性貧血治療のガイドライン 2015年版．透析会誌 2016；49（2）：89-158．

COLUMN

透析患者と悪性腫瘍

透析合併症の特異性の1つとして、悪性腫瘍の発生頻度の高さが挙げられます（男性1.07倍、女性1.41倍）。特に透析患者の腎がん発生率は健常者の15〜20倍と高値であり、10年以上の透析歴のある患者では念頭に置く必要があります。

透析を長期続けていると腎は萎縮し囊胞が増え、後天性多発囊胞腎（acquied cystic disease of kidney：ACDK）を呈してきます。その囊胞壁より多中心性に腎がんが発生することが多く、定期的なCTやエコーによる検査、血尿精査で判明することがあります。

●透析患者に発生しやすい主な悪性腫瘍

- 腎がん
- 尿路上皮がん
- 肝がん
- 胃がん
- 大腸がん
- 肺がん
- 造血器腫瘍・骨髄異形成症候群
- 多発性骨髄腫
- 子宮がん
- 前立腺がん

文献
1) 丸典夫, 岩村正嗣, 石井淳一郎, 他：透析患者に合併した腎細胞癌の臨床的検討. 日泌尿会誌 2003；94（3）：434-438.

④ 骨・関節の合併症

腎臓は、骨・副甲状腺・腸管とともに生体のミネラルバランスを保持しています。腎機能が低下したCKD患者では活性型ビタミンDの低下やリンの蓄積を介して、さまざまな骨病変、ミネラル代謝異常が出現します。

①CKDに伴う骨ミネラル代謝異常（CKD-MBD）

- CKDによる骨の異常は骨のみならず血管石灰化など全身に及び、生命予後に甚大な影響をもたらすことから、CKDに伴う骨ミネラル代謝異常（chronic kidney disease-mineral bone disease：CKD-MBD）と呼ばれます。
- CKD-MBDのなかには副甲状腺ホルモン（parathyroid hormone：PTH）の異常による骨症、アミロイド骨（骨嚢胞、病的骨折）が含まれます。

原因

- 腎機能低下により、活性型ビタミンDが欠乏し、一方でリン排泄が低下します。結果として低カルシウム血症、高リン血症をきたし、副甲状腺ホルモンの分泌量が増え、カルシウム、リン、副甲状腺ホルモンのバランスが崩れます。この変化が長期間続き、骨病変、血管石灰化が進行します。

▼CKD-MBDの発症機序

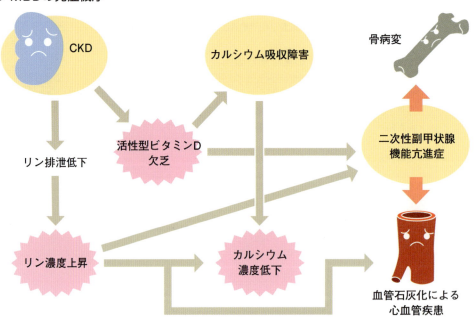

> **症状**

- 透析患者の病的骨折は、主に骨粗鬆症とCKD-MBDに起因します。慢性的な骨粗鬆症を有し病的骨折をきたしやすくなります。
- CKD stage 3以上ですでにCKD-MBDは存在し、PTHへの反応の悪さ（抵抗性）も認めます。
- 透析患者はPTH抵抗性により、骨代謝回転速度を健常者並みに維持するために健常者の正常上限の3〜5倍のPTH濃度が必要です。

高回転骨

- ビタミンD活性化不全→低カルシウム血症→**PTH高値**となり、高回転骨を形成します。
- 骨吸収が進むため線維性骨炎（骨がスカスカの状態）になり、骨折しやすくなります。

▼骨代謝のサイクル

活性化
古くなった骨細胞を新しい骨細胞に置き換える「骨代謝」がスタート

骨吸収相
破骨細胞が古い骨細胞を破壊（吸収）し、カルシウムを血液の中へ溶かし出す

骨形成相
骨芽細胞が集まってきて、新生骨の形成がはじまる

休止
破壊（吸収）された部分は穴埋めされ、元の丈夫な骨に戻る

POINT
骨は常にリサイクルを繰り返しながら強度を保ちます。
回転が速い状態や遅い状態は病的状態です。

低回転骨：無形成骨症（ABD）

- PTH低値→骨代謝が低下→骨のリモデリングが低下した状態です。
- HD患者の40％以上、腹膜透析（PD）患者の50％以上に認め、高齢者、糖尿病、栄養不良、不動、ステロイド治療、活性型ビタミンD_3治療、カルシウム含有リン吸着剤、アルミニウム曝露歴、副甲状腺摘出術後の患者に発症しやすくなります。
- 骨回転が低下しているためカルシウム緩衝能が低下し、カルシウム負荷で容易に高カルシウム血症となるため、異所性石灰化・血管石灰化が進展します。

骨軟化症

- 活性型ビタミンD_3不足と、骨石灰化前線へのカルシウム以外（特にアルミニウム）の物質沈着（仮骨障害）により起こります。
- 類骨形成は起こりますが石灰化せず、類骨増加に軟骨石灰化（骨化）が遅延するのが特徴です。
- 骨痛、偽骨折、骨折、筋力低下などの症状があります。

対応

- 血清リンコントロールにはリン降下剤の内服が必要ですが、確実に服用されているか、正確に服用タイミングを守っているか注意が必要です。患者に話を聞くと、便秘などの副作用でコンプライアンス不良のことがよくあります。
- リン（P）、カルシウム（Ca）、副甲状腺ホルモン（PTH）のコントロールは、P＞Ca＞PTHの順に管理を優先します。予後のよい順に「P、Ca、PTHすべて目標達成＞P、Ca＞Pのみ＞Caのみ＞PTHのみ＞すべて未達成」となっています。

▼CKD患者の骨代謝回転を推定しうるマーカー

骨形成マーカー	BAP（骨型アルカリフォスファターゼ）	骨芽細胞に由来する酵素。透析患者でALP高値の場合、このBAP高値を表していると考えてよい
	オステオカルシン	石灰化調節因子
骨吸収マーカー	NTx（血清Ⅰ型コラーゲン架橋N-テロペプチド）	コラーゲン分解産物のうち、ペプチド結合架橋体
	TRAP5b（骨型酒石酸抵抗性酸性フォスファターゼ）	破骨細胞に由来する酵素で破骨細胞数を反映する。腎不全の影響を受けない

②アミロイド骨症

❶破壊性脊椎関節症（destructive spondyoarthropathy：DSA）

- 透析アミロイドーシス（骨へのβ_2-ミクログロブリン沈着）を主因とする脊椎病変で、全透析患者の10～40％を占めます。
- 透析期間の長期化、導入年齢の高齢化に伴い高頻度となっており、好発部位は頸椎部に次いで腰椎部です。
- 骨破壊性病変、軟部増殖性病変（脊柱管内の靱帯や椎間板線維輪などへのアミロイド沈着により靱帯肥厚や椎間板膨隆をきたし、脊柱管が狭窄する状態）を認めます。

❷手根管症候群（carpal tunnel syndrome：CTS）

- β_2-ミクログロブリンを前駆蛋白とするアミロイドが横手根靱帯に沈着し、正中神経を圧迫して発症します。
- 第1-3指および4指橈側のしびれ、夜間・透析中の同部位の疼痛などの症状に加え、握力低下、手指屈曲障害を認めることもあります。
- Phalen's test（掌屈位保持でしびれが出現・増強）、Tinel徴候（手関節部の正中の叩打による放散痛）で疑います。

❸ばね指

- MP関節の屈筋腱鞘にβ_2-ミクログロブリン由来のアミロイドが沈着し、指の屈曲困難、伸展不能（ばね指）となります。
- 長期透析患者に多く、どの指でも発症し、同時多発的に起こる場合があります。

文献
1) 日本透析医学会：慢性腎臓病に伴う骨・ミネラル代謝異常の診療ガイドライン．透析会誌 2012；45：301-356.
2) 加藤明彦，松康宏，中山昌明編：透析患者診療に役立つ診断と重症度判定のためのアプローチ．日本メディカルセンター，東京，2016：204-208，298-303.

5 感染症

透析導入後1年以内の死因は、1位が感染症、2位が心不全です。透析患者の免疫能力は低下しているため、敗血症による死亡リスクは健常者の約7倍となっています。

①バスキュラーアクセス（VA）関連感染　→p.31参照

原因

- カフ型カテーテル＞人工血管によるシャント（AVG）＞自己血管によるシャント（AVF）の順に感染しやすくなります。
- 黄色ブドウ球菌（MRSA、MSSA）は起因菌の約8割を占めます。
- 穿刺部位のテープかぶれ・掻破・乾燥などは感染源となります。
- 消毒薬に対するアレルギー反応にも注意が必要です。

> 透析患者では液性免疫は保たれますが、細胞性免疫（ウイルス感染・結核菌感染・真菌感染で主体となる免疫）の低下が起こります。

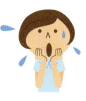

症状

- 血流感染になりやすく、化膿性椎体炎・感染性心内膜炎の併発はまれではありません。

▼VA関連感染の主な症状

穿刺部や穿刺部周囲の熱感、発熱、排膿、腫脹、出血

吻合部

中枢側　　末梢側

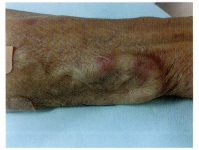

シャント部（AVG）の感染例
グラフトの上の皮膚に発赤を認める

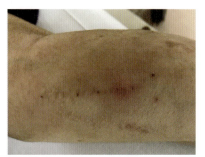

シャント部（AVF）の感染例
前回穿刺部に発赤を認める

> 対応

- 穿刺時のシャント部の観察（見る・聴く・触れる→p.59参照）に加え、自宅での管理について患者教育が必要です（朝・晩の視診・聴診・触診など）。
- 透析開始前や、リドカイン含有テープ薬（貼付用局所麻酔薬）を使用する前には、シャント肢を洗い、穿刺による軟部組織感染を減らすよう患者教育が必要です。
- 発赤・腫脹・疼痛時には来院を勧め抗菌薬投与を検討します。
- 皮膚の乾燥予防に軟膏塗布などの適切なケアをしっかり行いましょう。

②敗血症

> 原因

- 糖尿病、低アルブミン血症、低Hb値がリスク因子で、透析患者は発症率が高くなります。特に緊急透析カテーテル留置患者は90日以内の発生率が高いです。

> 症状

- **全身性炎症反応症候群**（systemic inflammatory response syndrome：SIRS）の臨床所見に注意が必要です。

▼SIRSの診断基準

❶体温　＞38℃または＜36℃
❷心拍数　＞90/分
❸呼吸数　＞20/分またはPaCO₂＜32Torr
❹末梢血白血球数　＞12,000/μLまたは＜4,000/μL あるいは未熟型白血球＞10％

2つ以上を満たす場合、SIRSと診断する

▼SIRSと敗血症

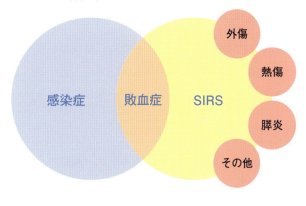

> 対応

- 重篤なSIRSの病態を認めた場合、緊急かつ有効な治療法が開始されないと患者の死亡率は高くなります。
- 疑ったら血液培養や採血を追加し、すみやかに抗菌薬を開始します。

③感染性心内膜炎

原因
- 血管アクセスが感染源になりやすく、透析患者では弁膜症の頻度が高いこと、腎不全や糖尿病による免疫機能低下状態にあることなどが原因となります。
- 自己血管によるシャント（AVF）と比較して、人工血管によるシャント（AVG）は2倍、カフ型カテーテルは13倍、一時留置型カテーテルは32倍感染源になりやすいです。

症状
- 発症時の発熱頻度は45～70％と低いです（健常者は80～90％）。
- 健常者に比べ発症頻度は17倍あり、予後不良な場合が多いです。

対応
- 適切で十分な量の抗菌薬を十分な期間投与し治療します。
- 細菌のentry部（流入部）は抗菌薬投与中に完治させましょう。
- 弁膜症を呈してきた場合には、弁置換が必要となることもあります。

④結核　→p.175参照

原因
- 透析患者は細胞性免疫低下のため、結核の罹患率、死亡率、致命率が著しく高く、罹病期間は短くなります。
- 再発、内因性感染の様式が主で、肺外結核が多いのが特徴です。

症状
- 粟粒結核診断のきっかけとなる症状・徴候のうち最も多いのは**発熱**で、一般の抗菌薬が無効のことが多いです。

対応
- 確定診断は喀痰の塗抹鏡検（チールニールセン染色）と抗酸菌培養および感染想定部位の抗酸菌培養で行います。
- 結核発病のハイリスクである透析患者では、抗原特異的インターフェロン-γ遊離検査（IGRA）で陽性の場合、潜在性結核感染症（LTBI）として積極的治療の検討対象となります。
- 排菌患者・塗抹陽性患者は隔離（個室）透析とし、空調は独立させます。
- 患者に医療用マスクを使用し、飛散を防止します。

- 透析後あるいは夜間無人の透析室を紫外線ランプにより殺菌します。
- スタッフはN95マスクを隙間なく着用し対応しましょう。

> **注意！**
> - 透析患者はインフルエンザのハイリスク群であり、ワクチンなどの接種が必要です。感染者が発生した場合には個室隔離・時間的隔離・空間的隔離の検討が必要で（→p.175参照）、接触患者には透析量に応じた抗インフルエンザ薬の予防投与が必要です。

COLUMN 肝炎ウイルスの取り扱い

肝炎ウイルスに対する治療は、透析患者においても簡便かつ安全に行えるようになりました。ただ、透析室は毎回各患者に2か所太い針を穿刺し、体外循環を行う特殊治療であり、HBVなどの血液媒介感染症には注意が必要です（→p.174参照）。

1. B型肝炎ウイルス（HBV）

免疫抑制剤を使用していない場合でも、HBs抗原陰性かつHBs抗体またはHBc抗体陽性の既感染者のなかに、HBV-DNA陽性のオカルトHBV感染があることが知られています。透析導入時にHBs抗原、HBs抗体、HBc抗体を調べ、HBs抗原陽性であれば、HBe抗原、HBe抗体、HBV-DNA検査を行い、感染予防の程度を評価する必要があります。HBs抗原陰性者でもHBs抗体またはHBc抗体陽性であれば既感染者と診断し、HBV-DNA検査を推奨されています。

HBVウイルスは体外常温の条件下で1週間存在しうることが知られています。ベッドの配置に留意し、最も感染リスクがある患者を奥に、周囲をHBs抗体陽性患者で囲み、HBs抗体陰性患者を守る配置換えが必要です。さらに6か月ごとにHBs抗原・HBs抗体・HBc抗体検査を行うことが推奨されています。

2. C型肝炎ウイルス（HCV）

内服薬にて透析患者でも安全に治療できるようになりました。陽性患者は積極的に治療しHCV-RNAを血中より消失させ、抗ウイルス療法後24週以降にウイルス学的持続陰性化（sustained virological response：SVR）を確認し感染対策を解除します。

文献

1) 若杉美奈子，風間順一郎，成田一衛：わが国における透析患者の感染症死亡率は一般住民の7倍である．日本透析医会雑誌 2013；28（1）：170-172.
2) 日本透析医会：透析施設における標準的な透析操作と感染予防に関するガイドライン（四訂版）．2015.

6 電解質異常

透析患者が徐脈・下肢脱力で来院したら、高カリウム血症を疑い、すみやかに検査をしたうえで透析を開始しましょう。高リン血症は無症状のまま全身の血管壁・弁の石灰化をもたらし、透析困難症・PADなどの循環不全を呈してきます。

①高カリウム血症　→p.148参照

原因	・排泄路である腎機能障害のもと、外因性および内因性のカリウム負荷により発症する ・血清カリウム濃度は血液pH（アシドーシスでカリウム高値）、インスリン（不足でカリウム高値）、交感神経β刺激、薬物の影響を受けやすい
症状	・神経・筋症状を呈しやすくなり、知覚障害・異常感覚、脱力・筋力低下、嘔気、便秘などの腸管蠕動運動障害による消化器症状を呈する ・高度になると筋麻痺、心電図の特異的なテント状T波の出現やPR間隔の延長・P波消失・QRS延長、さらには心室起源の不整脈を引き起こす
対応	・透析前カリウム濃度5.5mEq/L以下が目標。6.0mEq/L以上では食事指導強化、ゆでこぼし・水さらし調理法を実施する ・透析患者が、脱力感、歩行不能を訴え、徐脈をみたら高カリウム血症を疑い、心モニターと採血検査を行う

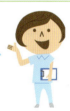

電解質・体液量は、血液透析と腹膜透析では異なる病態を呈します。高カリウム血症は腹膜透析で起こることはまれです。

②高リン血症　→p.149参照

原因	・特に食事からの無機リン摂取、透析不足、リン降下剤内服のコンプライアンス不良など
症状	・血管石灰化（異所性石灰化）をもたらし、心血管疾患のリスクを高め、透析患者の余命を短縮する ・カルシウムやインタクトPTH高値よりも生命予後に関連する ・自覚症状はなし
対応	・リンはカリウムのようにその日の治療に影響するものではないが、上記リスクから6.0mg/dL以下に維持する必要がある ・週3回の透析では摂取量の半分以下のリンしか除去できない。食事のリン制限は蛋白制限から低栄養となる ・栄養を維持しつつリンを取り除くため、腸管内でリンと結合し便中に排泄するリン吸着剤がリン蓄積防止に用いられる ・無機リンを多く含む食品は避ける

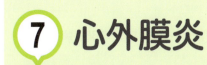

7 心外膜炎

虚血性心疾患・弁膜症などの器質的心疾患がなく、DWを下方修正しても心胸比が拡大する場合は心外膜炎を疑います。

原因	・透析関連心外膜炎の頻度は5～20％で頻回透析でも改善しない場合が多い（改善率12.5～56.1％） ・尿毒素の蓄積、ウイルス感染、甲状腺機能低下症などが原因となり、滲出性または血性心嚢水が貯留する
症状	・発症は緩徐で吸気時の前胸部痛として出現する ・心嚢液貯留が少量でも急速に貯留した場合は心タンポナーデを発症することがあり、血圧が低くなる ・胸部X線検査では心陰影の嚢状拡張を認め、心電図ではST部分が上に凹の波形変化を認める
対応	・血管内脱水合併時に急激に除水すると循環虚脱をまねきやすくなるため、前負荷を増やしショックを予防する

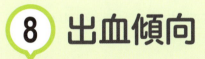

8 出血傾向

結膜出血（白目の出血）と眼底出血では対応が大きく変わります。透析開始時に歯肉出血、その他の出血傾向の有無について、しっかり問診しましょう。

原因	・透析患者では血小板機能の低下に加え凝固活性・線溶系機能とも亢進する ・体外循環時には、体外循環素材（血液回路やダイアライザー）と血液の接触により凝固過程が進行する。さらに、血小板も活性化されることから、HD時には内因性凝固系と血小板の活性化のため凝固しやすい ・回路内凝固予防のため、透析中には抗凝固薬を使用するが、これが出血傾向を助長することがある
症状	〈出血レベルの分類〉 ①活動性の重篤な出血：脳出血、眼底出血、消化管出血、大量の血性浸出液のみられる術後患者、血性胸腹水、開放性骨折 ②活動性小出血：鼻出血、月経、皮下出血、ブラッドアクセス術後、穿刺部の血腫、止血困難 ③出血傾向が出現する危険：各種術後、脳塞栓、分娩、血小板減少 ④血栓症による凝固障害：消費性凝固障害：DIC、HUS/TTP
対応	・患者の状態・治療に応じて、抗凝固薬を使い分ける。低分子量ヘパリンは上記②③④に対し使用（①には危険）。ナファモスタットメシル酸塩は①④でも安全に使用できる

9 皮膚掻痒症（皮膚のかゆみ） →p.163〜165参照

表皮の水分保持量が低下し乾燥している状態を背景に、掻痒・二次痒疹が出現します。まずは「保湿」を心がけましょう。

原因	・透析患者は表皮の細胞内水分量が健常者の約8分の1に減り、表皮の細胞が萎縮し、かゆみを伝える神経線維が皮膚表面方向に誤って伸びてしまっている。この神経線維が皮膚表面や表皮内のサイトカインに敏感となり、かゆみがより強まる
症状	**透析掻痒症** ・紅斑、発赤、隆起、丘疹、水疱など特異的な皮膚病変がない ・著明なかゆみで激しく掻破した結果、痒疹、膨疹、膿疱を生ずることがある **皮脂欠乏性湿疹** ・湿疹・皮膚炎の1つ ・好発部位は下腿伸側だが、体幹にもみられる **結節性痒疹** ・非常に強いかゆみを伴う ・淡褐色または黒褐色の疣状皮疹・結節が体幹や四肢伸側にポツポツ、パラパラとみられる **反応性穿孔性膠原病** ・中央が角化物で押すと陥凹する丘疹・結節。表皮を穿孔し真皮の膠原線維が排出される現象 ・掻破などの微少外傷がきっかけとなって、糖化された真皮コラーゲン（変性した皮膚成分）が表皮によって認識され外部に排出される ・糖尿病性腎症から透析に至る例で多い
対応	・皮膚に湿気を与えることを心がける。保湿薬によるスキンケアはかゆみを抑制する ・かゆみの生じる時間帯、透析による変化、QOLや睡眠が障害されていないかを聞き取り、かゆみを訴える箇所を直接視診し、アレルギー、かぶれ、皮脂欠乏、乾燥、感染症の可能性について評価する ・リネン・ダイアライザー・透析回路・滅菌法の変更、薬剤のナルフラフィン塩酸塩（レミッチ®）投与を検討する ・胆汁うっ滞疾患・甲状腺機能低下症・悪性腫瘍・糖尿病・薬剤・C型肝炎ウイルス感染もかゆみの原因となるので留意する ・血清Ca・IP濃度高値もかゆみに関連（Ca＞9.7mg/dL、IP＞5.6mg/dL）するため、検査値を評価する

文献

1) 加藤明彦, 松康宏, 中山昌明編：透析患者診療に役立つ診断と重症度判定のためのアプローチ. 日本メディカルセンター, 東京, 2016：19-20, 128-130, 227-229, 239-243.

Part 5

透析患者の生活を支える

1. 治療法選択の情報提供
2. 透析導入時から退院までのセルフマネジメント支援
3. 食事療法と栄養管理
4. 運動療法
5. フットケア
6. 服薬管理
7. 便秘・皮膚のかゆみ・不眠への対処
8. 心のケア
9. 糖尿病透析患者のケア
10. 災害対策
11. 感染対策
12. 社会保障・福祉制度の活用
13. 透析を導入しない、透析を見合わせる患者へのケア

Part 5 透析患者の生活を支える

治療法選択の情報提供

末期腎不全の進行に伴い、透析導入、腎移植に向けて患者がその後の生活をイメージし、腎代替療法を計画的に導入できるよう情報を提供します。

情報提供の流れ　→p.16参照

- 患者への腎代替療法の情報提供に適した時期としては、慢性腎臓病（CKD）ステージG3b（GFR 45mL/分/1.73㎡未満）が推奨されています[1]。
- 治療法が決定したら、導入時期に合わせて準備を行います。ただし、計画的導入時期までに腎不全症状が現れた場合は、治療を優先し透析導入時期を再度見直します。
- 透析導入が計画的に行われることで、透析導入前後の身体面、生活面、社会面での急速な変化が抑えられます。非計画的な導入により時期を誤るとカテーテル挿入下での緊急透析となり、感染症の発症にもつながり入院が長期化、予後不良となる可能性があるため、導入時期は慎重にアセスメントします。

▼情報提供から治療開始までの流れ

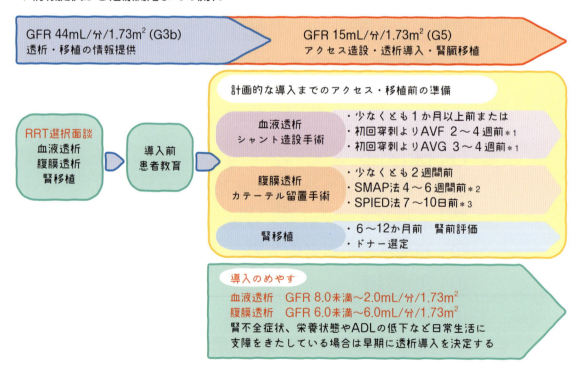

*1　AVF：自己血管内シャント　AVG：人工血管内シャント
*2　SMAP法：カテーテル挿入術を二期的に行う方法。術後いったん退院も可能。
*3　SPIED法：カテーテル挿入後、いったん退院して1週後に教育入院

面談の実施

- 患者は事前に医師から透析の説明を受けていても、「実感がない」「まだ必要ない」「覚えていない」「怖い」など、気持ちの準備ができていない場合があります。
- 看護師には、患者の複雑な気持ちの受容と末期腎不全症状の進行状態の把握を念頭に、患者が治療に臨めるよう支援する役割があります。他職種とも協力し患者をサポートしましょう。
- 患者が腎代替療法を選択するための、各治療法の特性を伝えます。
- 末期腎不全の自覚症状のある患者にとっては、長時間の面談は苦痛を伴うため、患者の状態に合わせて時間や回数の配慮をしましょう。
- 面談中は患者の言動や表情などを観察し、各治療法のコーディネーターがいる場合は、担当者同士で患者情報を共有すると、より個別性に合った対応ができます。

▼腎代替療法選択面談のポイント

- 適した環境、時間の設定。個人または集団（家族も交える）
- 時間、回数は患者の負担にならない程度にする
- 面談の結果はカルテに記録し、担当医師へ報告する
- 担当看護師の配置、スタッフの協力が必要

医療者
- 患者を主体に、患者の気持ちを傾聴する
- 患者の特性をつかみながら、患者にわかりやすい言葉で伝える
- ピアサポートを取り入れ、透析患者の話が聞けるようセッティングする

患者
- 治療法の実際を見学、体験する。家族（キーパーソン）にも同席してもらう
- 冊子、DVDなど資料が手元に残るようにする
- その場で決定を求めず、後日意思を確認する

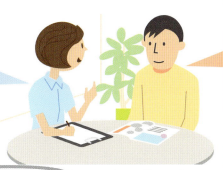

席の配置は、緊張をやわらげるため真正面ではなく少しずらすか、斜め45〜90度横が望ましい

ピアサポート（peer support）
実際に同じ闘病を経験した患者が他の患者をサポートするもの。患者は、透析や移植患者の話を聞き治療と生活をイメージできる

POINT
患者や家族が、適切な時期に腎代替療法の情報を得て病気に向き合い、治療法を自己決定できるように支援します。

▼腎代替療法面談での情報収集・提供内容

共通する項目	内容
情報収集	・自覚症状 ・病歴、腎臓病が発見されたきっかけ ・腎臓の正常なはたらきと現在の状態 ・これまで自己管理で気をつけてきたこと ・担当医から聞いている治療の計画 ・不安などの感情 ・日常生活の活動度 ・家族、キーパーソン、仕事、介護の情報 ・次回の外来予約日

治療別項目	内容
血液透析	**1．血液透析について** ・血液透析とは ・シャント手術 ・透析のスケジュール ・透析導入までの流れ ・腹膜透析への移行、併用 ・腎移植の種類 ・医療費 **2．日常生活** ・自己管理（食事・服薬・シャント）・入浴・運動・通院方法
腹膜透析	**1．腹膜透析について** ・腹膜透析とは ・カテーテル留置手術 ・メリット・デメリット ・治療方法 ・腹膜炎について ・カテーテル出口部ケアの使用物品、使用方法 ・入浴方法 ・透析導入までの流れ ・薬剤の保管、治療環境の確保 ・医療費 **2．日常生活** ・食事・運動・旅行・通院

腎移植	1．生体腎移植 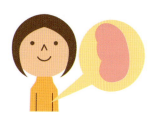 ・生体腎移植とは ・意思決定 ・ドナーの条件、倫理的条件 ・免疫抑制剤 ・拒否反応 ・移植後の変化 ・日常生活の注意点 ・社会復帰 ・外来通院 ・移植までの流れ 2．献腎移植 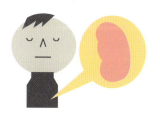 ・献腎移植とは ・日本臓器移植ネットワーク登録の流れ ・登録費用 ・待機期間、自己管理

透析導入後の生活調整

- 腎代替療法の導入により、身体とともに生活も変化します。その変化は、食事、服薬、透析療法に合わせた生活リズム、検査データの管理、透析スタッフとのかかわり、役所やケアマネジャーとの調整などさまざまです。
- 血液透析では、透析施設への通院、バスキュラーアクセス（VA）の観察、腹膜透析では、カテーテル管理、治療環境の設置や治療実施者が必要です。
- 認知症、独居など、導入後の自立した生活が困難なケースが増加しています。入院中に、医療ソーシャルワーカー（MSW）の介入によりキーパーソンとともに介護サービス、訪問看護ステーションなど、社会資源の調整をしてから退院日を設定しましょう。
- 患者がそれまでCKDとどう向き合ってきたかは、透析導入後の生活にも反映します。その管理により計画的に透析が導入でき、導入後の新しい生活への切り替えもスムーズになります。

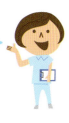

看護師も介護や社会資源について知識をもちましょう。

文献
1) 厚生労働省：透析医療に係る診療報酬の見直し．平成30年診療報酬改定について．481．
http://www.mhlw.go.jp/stf/seisakunitsuite/bunya/0000188411.html（2018．5．20．アクセス）

知っておきたい 治療の選択肢②
腹膜透析と血液透析のハイブリッド療法

腹膜透析（PD）離脱の原因

　腹膜透析（PD）は在宅治療のため病院への通院回数が少なく、家庭・社会復帰が可能な透析医療です。時間をかけてゆっくりと水分や溶質の移動が起こるため、循環動態が安定していることで体への負担も少ないといったメリットもあります。

　しかしPDを長期に継続すると、残存腎機能や腹膜機能の低下によって溶質除去や除水が十分にできなくなり、透析不足になることがあります。PD離脱の原因の55％は体液コントロール不良といわれており[1]、除水不全のために血液透析（HD）へ移行することを余儀なくされることがあります。

　2.5％ブドウ糖透析液を1日4回使用しても除水量が500mL／日以上確保できない場合、臨床的に除水不全と判断します[2]。また、溶質除去不足によって適正透析量（総Kt/V＞1.7/週）を維持できない場合、あるいは適正透析量が確保されていても尿毒症症状を呈している場合には、透析不足と判断します。

PD→HD（移行）からPD＋HD（併用）へ

　このような場合、以前はPDからHDに完全移行することが多かったのですが、近年はPDにHDを週1回程度の割合で併用するハイブリッド療法（PD+HD併用療法）が行われるようになってきました。週1回のHD併用であれば、生活の質（QOL）を落とすことなく家庭・社会生活を営むことができます。また週1回HDのために病院に通院することで、ESA（erythropoietin stimulating agent）製剤や静注ビタミンD製剤を血液透析回路内に確実に投与することもでき、腎性貧血やCKD-MBDのコントロールが容易となります。腎性貧血の改善に関しては、尿毒症改善による赤血球産生機能の回復といった効果も考えられます。

ハイブリッド療法の方法

　ハイブリッド療法の具体的な方法としては、PDを週5日行った後、6日目はPDを施行せずに腹腔を空にしてHDを施行し、7日目はHDもPDも行わないというものです。

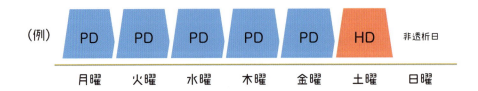

このように週2日はPDを行わない「腹膜休息日」を設けることによって、腹膜がブドウ糖の暴露から解放されることで腹膜への負担が軽減されるばかりでなく、患者自身にとってもどちらの透析も行わない自由な日が確保され、精神的にも「休息」することが可能となります。

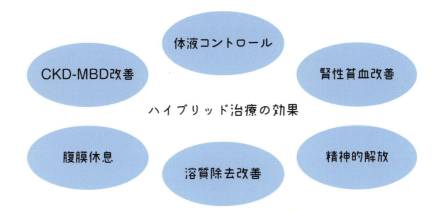

　ハイブリッド療法は日本独自の治療法として発展し、2010年度からは週1回までのHD併用が保険収載されたこともあって、現在ではPD患者全体の20％がハイブリッド療法を受けており、PD歴6年目以上の患者に限ると40％以上にものぼります[3]。

　ハイブリッド療法の欠点としては、①ブラッドアクセスとPDカテーテルの両方の管理が必要となる、②体液管理が容易になると腹膜透析の除水不全や腹膜劣化が見逃されがちになり、被嚢性腹膜硬化症（EPS）の合併も見逃されやすくなる、などが挙げられます。しかし、ハイブリッド療法はPDとHDのそれぞれの「いいところ取り」をした治療であり、PDの長期継続と透析患者のQOL改善を可能にしています。

文献

1) Kawaguchi Y, Ishizaki T, Imada A, et al. Searching for the reasons for drop-out from peritoneal dialysis: a nationwide survey in Japan. *Perit Dial Int* 2003；23（Suppl 2）：S175-S177.
2) Kawaguchi Y, Saito A, Kawanishi H, et al. Recommendations on the management of encapsulating peritoneal sclerosis in Japan, 2005: diagnosis, predictive markers, treatment, and preventive measures. *Perit Dial Int* 2005；25（Suppl 4）：S83-S95.
3) 日本透析医学会：わが国の慢性透析療法の現況（2016年12月31日現在）．2017.
http://docs.jsdt.or.jp/overview/pdf2017/2016all.pdf（2018. 5. 20. アクセス）

2 透析導入時から退院までのセルフマネジメント支援

患者は、透析療法と併せて食事療法や薬物療法を続けながら日常生活を維持します。患者によって、現状の受け入れに違いがありますが、安定した生活が送れるように支援を続ける役割があります。

食事管理　→p.145〜151参照

- 透析患者の栄養状態は、身体状態や安定した透析治療、予後に影響します。
- 低アルブミン血症では、膠質浸透圧が低下し、透析での除水に血管内への体液移動が追いつかず血圧が低下するため栄養状態の改善が必要です。
- 入院すると身体状態や環境の変化、嗜好などにより食欲が容易に低下し、さらに透析と食事の提供時間が合わず透析日の食事摂取量が減少する場合があります。
- 個人の嗜好に合わせるのは難しいですが、できるだけ食べられるよう患者の思いを聞き、栄養士や栄養サポートチーム（nutrition support team：NST）と共に工夫をしましょう。
- 病院食を摂取することで味つけや量を学ぶ機会になります。導入期では退院後も継続できるよう、維持期では日常を見直すよう食事の大切さを伝えましょう。

▼食事摂取への工夫

- 食事に対する思いを聞く
- 主食は、粥食だと水分量が多くなりやすいので、咀嚼や嚥下に問題がなければパンや、やわらかい米飯に変更し、よく噛んで食べるようにする
- 1日摂取量が少ない場合は補食を取り入れる
- 食事量、体重増加、栄養状態、浮腫、尿量、ADL、透析中のバイタルサインをみながら、適宜食事制限を調整する
- 入院患者の場合、透析終了の時間に合わせて、食事の提供時間を調整する
- 調理する人の協力、宅配食、惣菜の活用など生活に合わせた工夫をする

血圧管理・水分管理　→p.88〜100, 113〜115参照

- さまざまな要因により血圧は変動します。血液透析では透析中の血圧低下や透析直後の起立性低血圧が死亡につながる独立した危険因子であることも報告されています。低血圧に関連する分類には透析低血圧、起立性低血圧、常時低血圧があります[1]。
- 糖尿病患者では、自律神経機能の障害により除水に伴う血管収縮が鈍く、座位になると血圧が急激に

低下し意識消失するような起立性低血圧がみられます。血圧低下の恐れがある患者ではゆっくり時間をかけて座位になるよう声かけをしましょう。
- 降圧薬を内服していながら透析中は昇圧薬を投与することも少なくありません。透析中の血圧変動により、透析室の入退室時の搬送手段が異なる場合もあります。血圧低下は、転倒、ADL低下、シャント閉塞などにつながり入院期間の延長にも影響するので、透析室スタッフは透析中の経過を病棟看護師に申し送り、病棟看護師は継続した観察を行いましょう。
- 透析患者の血圧測定は、起床時と就寝前に非シャント肢で行います。

▼血圧測定の基本

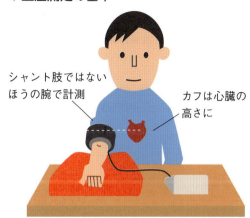

▼透析患者の高血圧と低血圧の原因

高血圧の原因	低血圧の原因
・DWが適正ではない（体液量過剰） ・体液量過剰によるレニン・アンジオテンシン系の異常 ・交感神経活性の亢進 ・動脈硬化 ・尿毒素 ・遺伝因子 ・エリスロポエチンの影響	・DWが適正ではない（体液量過少） ・除水量の増加 ・降圧薬 ・動脈硬化、糖尿病 ・低アルブミン血症 ・心機能低下 ・自律神経機能障害 ・貧血 ・薬剤、ダイアライザー、滅菌法のアレルギー反応 ・酢酸不耐症 ・迷走神経反射 ・透析中の食事摂取

- 透析中の血圧は、体液量の影響を受け容易に変動するため、水分管理には塩分の管理が必要です。無尿の患者は、理論上食塩8.2gで1Lの水を飲水し1kgの体重増加につながります[2]。

▼水分管理は塩分管理

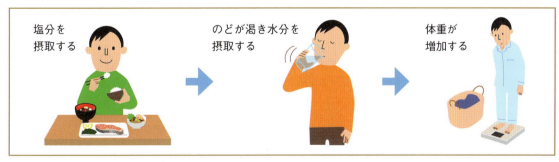

体重測定　→p.55参照

- 体重はDWや除水量の指標となり、透析患者の体重管理はとても重要です。**透析間の体重増加量は最も間隔が空いた日はDWの6％未満、1回透析での平均除水速度15mL/kg（DW）/時以下**がめやすです[3]。
- ADLが自立した患者では病棟の体重計で**毎日測定、記録**し、DWからの増加量が計算できるよう指導しましょう。

シャント管理　→p.31，128参照

- バスキュラーアクセスの状態は透析効率に影響するため、実践を含めて患者に観察方法と注意点を指導します。
- 患者が行えない場合は、家族や介護者、訪問看護師に協力を得ましょう。

▼日常生活での注意点

【シャント】
毎日行うこと：音を聴く、出血・感染徴候がないかみる
- シャント血管の圧迫を避ける
  血圧測定、リストバンド、腕時計、腕枕、腕に重い物をかける
- シャントの感染を防ぐ
  毎日シャント肢を石鹸でやさしく洗う
  洗浄後は保湿し、かゆみを防ぐ
  穿刺痕の痂皮を無理やり取らない
  末梢血管留置は非シャント肢で行う
- シャント血管への衝撃を避ける
  叩いたり、ぶつけたりしない

【カフ付きカテーテル】
- カテーテル挿入部の処置、入浴時の保護
  感染徴候、出血、クランプ外れなど異常がないか観察
  （入院中に入浴時や挿入部処置の手技が確認できるとよい）

▼シャント音の聴き方

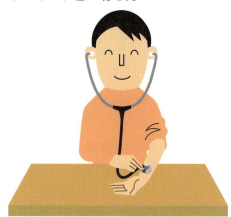

導入期の患者では、自身のシャント音を聞くことを習慣化するよう指導する

聴診器を用いてチェストピース何個分聞こえるか確認する

文献
1) 日本高血圧学会高血圧治療ガイドライン作成委員会：高血圧治療ガイドライン2014. 日本高血圧学会，2014：72.
2) 日本透析医学会：血液透析患者における心血管合併症の評価と治療に関するガイドライン．透析会誌 2011；44（5）：358, 361.
3) 日本透析医学会：維持血液透析ガイドライン血液透析処方．透析会誌 2013；46（7）：606.

③ 食事療法と栄養管理

食事は日々の生活の一部であり、苦痛を感じるとQOLが低下します。透析導入後も食事の制限はありますが、ポイントをおさえて、おいしく楽しく食べられるように支援しましょう。

エネルギーと蛋白質をバランスよく

- エネルギー摂取過剰では肥満となり、不足ではるい痩になります。慢性透析患者では肥満よりもるい痩のほうが予後不良要因とされており、エネルギー摂取不足にならないようにします。
- 蛋白質摂取も、少なすぎると生命予後が悪くなります。慢性透析患者の栄養障害は**蛋白質エネルギー欠乏**（protein-energy wasting：**PEW**）と総称され、生命予後に大きな影響を及ぼします。
- 低栄養の指標として**血清アルブミン（Alb）値**を用います。アルブミン値を上げる薬はありません。**Alb 3.5g/dL未満**とならないように、エネルギー、蛋白質双方をバランスよく補給し、しっかりと栄養をとることが大切です。
- 調理が難しい場合は、宅配食や介護サービスを利用して栄養を補いましょう。

▼蛋白質エネルギー欠乏（PEW）とは？

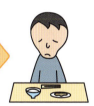

透析に関連した栄養素喪失
異化亢進
インスリン抵抗性
アシドーシス

▼慢性透析患者の食事療法基準

基本的には下記の数字にこだわらず、しっかり食べること！

	血液透析（HD、週3回）	腹膜透析（PD）
エネルギー	30〜35kcal/kg[注1)][注2)	30〜35kcal/kg[注1), 注2), 注4)
蛋白質	0.9〜1.2g/kg[注1)	0.9〜1.2g/kg[注1)
食塩	6g未満[注3)	PD除水量（L）×7.5＋尿量（L）×5g
水分	できるだけ少なく	PD除水量＋尿量
カリウム	2,000mg以下	制限なし[注5)
リン	蛋白質（g）×15mg以下	蛋白質（g）×15mg以下

注1）体重は基本的に標準体重（BMI＝22）を用いる。
注2）性別、年齢、合併症、身体活動度により異なる。
注3）尿量、身体活動度、体格、栄養状態、透析間体重増加を考慮して適宜調整する。
注4）腹膜吸収ブドウ糖からのエネルギー分を差し引く。
注5）高カリウム血症を認める場合には血液透析同様に制限する。
日本透析医学会学術委員会ガイドライン作成小委員会栄養問題検討ワーキンググループ：慢性透析患者の食事療法基準．透析会誌 2014；47（5）：287-291．より転載

Part 5 透析患者の生活を支える

▼エネルギーと蛋白質摂取のポイント

低栄養（Alb 3.5未満）

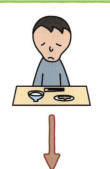

エネルギー不足
欠食したり、主食を食べないとエネルギー不足になる

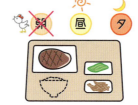

蛋白質不足
肉や魚など食べずに単品で食事を済ませると蛋白質不足になる

↓

低栄養改善（Alb 3.5以上）

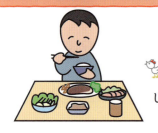

主菜（蛋白質）をかかさない
　肉
　魚
　　卵
　　豆腐

しっかり3食食べる

血液透析患者の1日の摂取目標量
（例：身長 160cm、標準体重 56.3kg）
エネルギー：1700〜2000kcal
蛋白質：50〜70g
食塩：6g 未満
水分：できるだけ少なく
　　　（特に制限しない）
カリウム：2000mg 以下
リン：750〜1050mg 以下

透析導入前

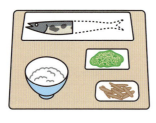

低蛋白ご飯を食べていることもあり魚（蛋白源）が抑えていることがある

透析導入後

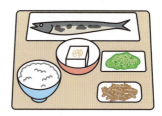

蛋白質をしっかりとる
ご飯は普通にとってよい

サンマの塩焼き（70g）	ほうれん草のごまあえ（50g）	きんぴらごぼう（40g）	白米（180g）
エネルギー：218kcal	エネルギー：26kcal	エネルギー：90kcal	エネルギー：302kcal
蛋白質：13g	蛋白質：1.7g	蛋白質：1.6g	蛋白質：4.5g
リン：126mg	リン：30mg	リン：46mg	リン：61mg
カリウム：145mg	カリウム：265mg	カリウム：192mg	カリウム：52mg

COLUMN

フレイルとサルコペニア

　加齢に伴い、筋力、持久力、生理機能の減衰により、外的なストレスに対する脆弱性が高まり、感染症、手術などを契機として要介護状態に陥るケースが増えてきます。このように、環境因子に対する脆弱性が増大した状態をフレイルといいます。

　フレイルと密接なかかわりがあるサルコペニアとは、筋肉量の減少に加えて筋力もしくは身体機能のいずれかの低下を伴うこととされています。透析患者はサルコペニアになりやすいとされています。

　フレイル・サルコペニア予防のためには、運動のみ、食事のみではなく、両者を組み合わせることが望ましいです。

● フレイルとサルコペニアの関連

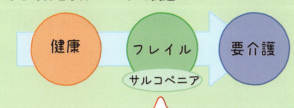

※四肢骨格筋量（kg）÷身長（m）÷身長（m）

● フレイルとサルコペニア対策

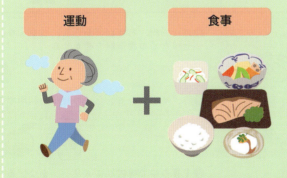

22人の血液透析患者を対象に、筋力トレーニングと透析中の経腸栄養剤の補給を6か月間続けると、栄養補給単独群と比較し、除脂肪量や最大下肢筋力には差がなかったが、栄養＋運動群では体重が増えた[1]。

BCAA（分岐鎖アミノ酸：バリン・ロイシン・イソロイシン）
筋蛋白の合成を促進し、分解を抑制するはたらきがある。運動直後にBCAAを摂取することが推奨される。

文献
1) Dong J, Sundell MB, Pupim LB, et al. The effect of resistance exercise to augment long-term benefits of intradialytic oral nutritional supplementation in chronic hemodialysis patients. *J Ren Nutr* 2011；21：149-159.
2) Chen LK, Woo J, et al. Asian Working Group for Sarcopenia: 2019 Consensus Update on Sarcopenia Diagnosis and Treatment. *J Am Med Dir Assoc*. 2020 Mar;21(3):300-307.e2.
＊ SPPB（Short Physical Performance Battery）：立位バランス，歩行，立ち座り動作の3課題から成るパフォーマンステスト。各課題の達成度を0〜4点で採点し，合計点を指標とする（12点満点）。

塩分制限は必須

- 透析患者では、血圧管理、体液管理のために塩分制限は必須です。
- 血液透析患者においては、透析間の体重増加が3％未満・6％以上で予後不良となるため、3〜6％未満の範囲で体重をコントロールする必要があります。
- 血液透析の除水により蓄積したナトリウム（Na）を除去しますが、水分摂取量は透析間の体重増加とほぼ等しくなります。つまり、塩分を摂取したぶん、体重が増えるのです。
- 体重が多い人と少ない人では必要な塩分摂取量が変わってくるため、尿量、身体活動量、体格、栄養状態、透析間体重増加を考慮して適宜調整することが大切です。
- 尿がほとんど出ない場合、8gの塩分を摂取すると1Lの水分を体は要求します（塩分8g ≒ 水分1L）。つまり体重1kg増加当たり、塩分8gを摂取したことになります。

▼塩分制限のポイント

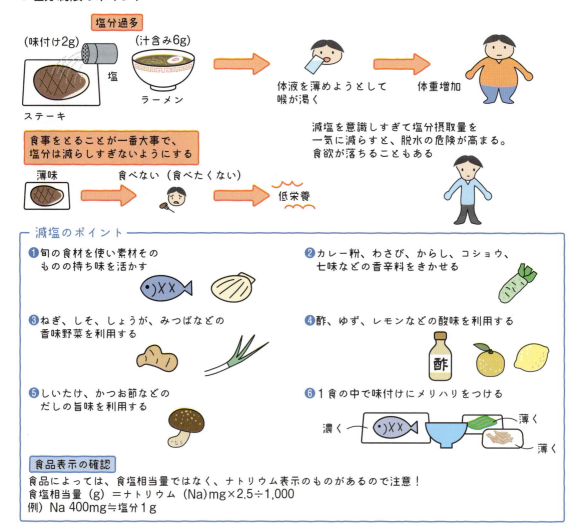

▼塩分の多い食品の例

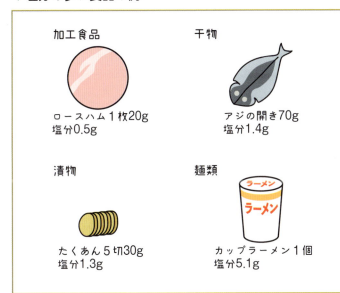

▼調味料に含まれる食塩量

調味料	小さじ1杯当たりの食塩量（g）
薄口醤油	1.0
濃口醤油	0.9
豆味噌	0.7
米味噌	0.4
ウスターソース	0.5
中濃ソース	0.3
ケチャップ	0.2
マヨネーズ	0.1
食塩	5.9

カリウム（K）

- 透析患者では、カリウム排泄量が低下するため、体内にカリウムが蓄積して高カリウム血症になりやすくなります。カリウムは、低くても高くても不整脈などを誘発します。
- 食事療法基準では、血液透析ではカリウムは2,000mg以下、腹膜透析では制限はありません。
- 腹膜透析ではカリウムは除去されるため高カリウム血症となる割合は血液透析ほど高くなく、厳しいカリウム制限は必要ないのですが、高カリウム血症となった場合は制限が必要です。

リン（P）

- リンは便・尿から排泄されますが、腎機能が低下すると、尿からリンが排泄されず、体内に蓄積されて高リン血症になりやすくなります。高リン血症の場合はリンの制限が必要です。
- 食品中のリン含有量と蛋白質含有量には強い正の相関がみられ、蛋白質を制限するとリンの制限になります。しかし、透析患者では、蛋白質の摂取量低下による低栄養が懸念されるので、蛋白質摂取量を減らしすぎないようにすることが大切です。
- 蛋白質摂取量が適量であるのに、リンが高い場合は、リンの多い食品を控えます。
- 自然食品に含まれる有機リンの吸収率が40〜60％であるのに対し、インスタント食品・加工食品などの食品添加物に存在する無機リンの吸収率はほぼ100％と高いため、極力控えましょう。

Part 5 透析患者の生活を支える

▼カリウム、リンがもたらす影響

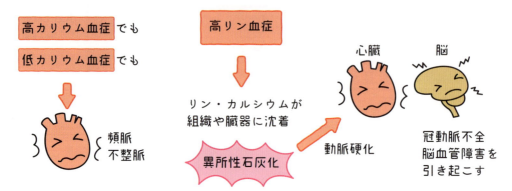

▼カリウム（K）が多く含まれている食品

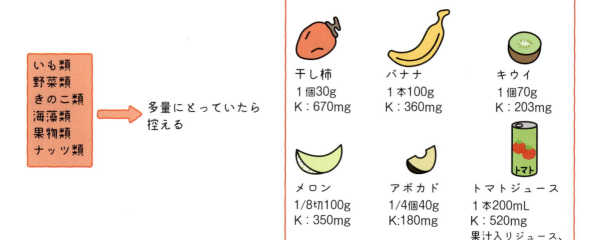

▼カリウム摂取を減らす方法

カリウムはほとんどの食品に含まれているが、水に溶けやすい性質を利用して減らすことができる

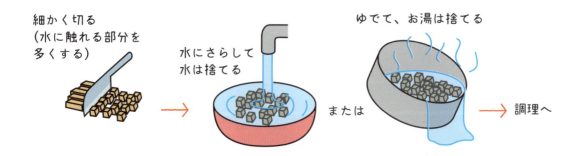

▼食品中のリン含有量

食品名	常用量（g）	常用量当たりのリン含有量（mg）
牛乳	200（コップ1杯）	186
プロセスチーズ	20（1個）	110
鶏レバー	50	150
ししゃも	30（1尾）	130
たらこ	10	39
卵黄	10	57
卵白	10	1
全卵	50	90
玄米	200（茶碗1膳）	260
精白米	200（茶碗1膳）	68
シュークリーム	100	130

カリウムやリンは血液検査の結果を参考にして食べ方を工夫します。

▼リンが多く含まれる食品

多量摂取は控える

リン含有が多い食品
乳製品・内臓類・卵黄・骨ごと食べる魚など

【有機リン】吸収率：40～60%
動物性食品（肉、魚など）

【無機リン】吸収率：約100%
加工食品、インスタント食品、菓子類、清涼飲料水など

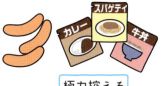

極力控える

COLUMN 口腔ケア

　透析患者は、唾液が少なく唾液による自浄作用が低下しており、歯周病や誤嚥性肺炎、食欲低下などにつながります。
　食後は口腔ケアを行い、食欲アップにつなげましょう。口腔ケアは、感染予防、リフレッシュ、生活にメリハリをつけるなど、多くのメリットがあります。

運動療法

透析患者に対する運動の重要性が近年認められつつあります。状態に合った適度な運動を行うことで、CKDのさまざまな悪化因子の改善効果が期待できます。

透析患者に対する運動の重要性

- 透析患者は年々高齢化しており、高齢者の身体機能の低下や不活動が生命予後を悪化させることは広く知られています。実際、透析患者の身体活動量は健康な成人の約65％まで低下しているとされています[1]。

- 透析患者の運動耐容能は、心不全患者や慢性閉塞性肺疾患患者と同レベルまで著しく低下しています[2]。透析患者は週3回4時間以上を安静な状態で過ごすこととなり、透析後は疲労感などから、さらに身体的不活動に陥りやすい環境あります。そのため、運動習慣のない透析患者は、さらなる廃用症候群の進行、心肺機能の低下、筋力低下や筋萎縮、生理的予備能の低下など、さまざまな機能低下が起こります。

- 機能低下が進むと、起き上がる、座る、立つ、歩くといった基本動作に介助が必要となり、食事や排泄などのADL（activities of daily living）や、買い物、料理といったIADL（instrumental ADL）が低下していきます。これらのことから透析患者の活動量の低下は、運動機能を低下させ、ADL・QOLを制限する大きな要因であるといえます。

- 近年、透析患者に対する運動は高く推奨されています。特に声かけや監視下で行われる透析日の運動は、バイタルサインの変動をモニタリングしながら実施できるため、安全に行うことが可能です。

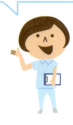

ここでは透析を受けに来た患者さんに対して行う運動について紹介します。
運動にはさまざまな種類があり、頻度、運動強度、運動時間を考慮して行います。

運動療法の種類

- 透析患者に行う運動療法は、大きく分けてレジスタンス運動と有酸素運動の2種類があります。両者を組み合わせて実施できるとよいでしょう。

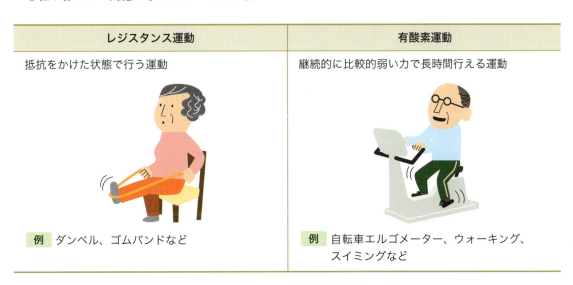

レジスタンス運動	有酸素運動
抵抗をかけた状態で行う運動	継続的に比較的弱い力で長時間行える運動
例　ダンベル、ゴムバンドなど	例　自転車エルゴメーター、ウォーキング、スイミングなど

運動のタイミング

- 非透析日、もしくは血圧が安定していれば、透析中に行います。
- 透析中は開始後30分以上経過し、血圧などのバイタルサインが落ち着いた透析前半に、ベッド上、もしくはギャッジアップ座位で行います。
- まずは下肢の自動運動など体調の確認から始め、レジスタンス運動、有酸素運動と進め、最後にストレッチを行います。

運動の強度、時間

- 運動の強度は患者ごとに異なります。レジスタンス運動は、続けて10～15回行ってややきついくらいの強度で行います。
- 有酸素運動の比較的簡便なめやすとしては、自覚的運動強度（Borg指数）の11～13程度で、まずは10分以上続けられる強さとします。
- 1人で運動を行うよりも、周囲の患者と一緒に行うほうが意欲向上や運動の継続につながります。

▼Borg指数

指数 (Scale)	自覚的運動強度 RPE (Ratings of Perceived Exertion)	運動強度 (%)
20	もう限界	100
19	非常につらい (very very hard)	95
18		
17	かなりつらい (very hard)	85
16		
15	つらい (hard)	70
14		
13	ややつらい (somewhat hard)	55 (ATに相当)
12		
11	楽である (fairly light)	40
10		
9	かなり楽である (very light)	20
8		
7	非常に楽である (very very light)	5
6		

Borg GA. Perceived exertion. *Exerc Sport Sci Rev* 1974；2：131-153. より

注意！
これまで運動経験のない患者に、いきなり運動をさせてしまうと心臓・筋肉などへの負担が大きくなってしまいます。まずは、きつくない程度で短い時間から運動を始めるとよいでしょう。

文献

1) Johansen KL, Chertow GM, Ng AV, et al. Physical activity levels in patients on hemodialysis and healthy sedentary controls. *Kidney Int* 2000；57：2564-2570.
2) Painter P. Physical function in end-stage renal disease patients：Update 2005. *Hemodial Int* 2005；9：218-235.

⑤ フットケア

透析患者は末梢動脈疾患（PAD）を併発していることが多く、血管内の閉塞が下肢に出現すると下肢潰瘍を形成し、一度発症すると治癒が難しくなります。
下肢潰瘍を防ぐには、足病変の予防と早期発見・早期治療が重要です。

透析患者のPADの特徴

- 透析患者の末梢動脈疾患（peripheral arterial disease：PAD→p.119参照）は無症候であることも多く、患者の自覚症状だけでは早期発見が非常に難しい病気です。診断や治療へつなげていくためにはまず、透析業務のなかで実践できるフットケアの観察ツールが重要といえます。限られた透析時間のなかで、効率よく正確に観察することこそ、PAD早期発見の鍵といえるでしょう。

フットケアプログラムの活用

- 当施設で現在使用しているフットケアプログラム（鎌倉分類）は、PADの有無と皮膚病変の有無によりリスク区分し、透析室におけるフットケア介入の頻度を定めたプログラムです[1]。
- 観察者による差異がなく、評価からケア展開できる観察記録の検討が必要になります。観察項目を設定しカテゴリー別に評価することで、ケア間隔やケア内容などが容易にプランニングできるようになっています。

▼フットケアプログラム（鎌倉分類）

	カテゴリー	ケアの間隔	ケアの実際
0a	PADなし 足病変なし	6か月に1回	フットチェック・セルフケア指導
0b	PADなし 足病変あり	3か月に1回	フットチェック・セルフケア指導 爪切り・鶏眼・胼胝・角化症・白癬ケア
1	PADあり 足病変なし	2か月に1回	フットチェック・セルフケア指導
2	PADあり 足病変あり	1か月に1回	フットチェック・セルフケア指導 爪切り・鶏眼・胼胝・角化症・白癬ケア
3	PADあり CLI（潰瘍）	HDごと	フットチェック・セルフケア指導 爪切り・鶏眼・胼胝・角化症・白癬ケア 病変ケア・ナラティヴアプローチ
4	切断既往、予定	HDごと〜1週間に1回	病変ケア・ナラティヴアプローチ

足病変：皮膚白癬・鶏眼・胼胝・角化症・巻き爪・爪白癬・変形・潰瘍
愛甲美穂：透析患者における末梢動脈疾患—リスク分類（鎌倉分類）を用いたフットケア介入による重症下肢虚血進展防止に対する有用性．透析会誌 2016；49（3）：219-224．より引用

▼フットケアの指導目標

- 透析患者は足の動脈硬化により、足の血行障害が起こりやすいことが理解できる
- 足の血行障害により、しびれや歩行による疼痛が起こる症状を理解できる
- 足の血行障害の進行により、安静時疼痛や潰瘍壊疽など重篤な症状に至ることを理解できる
- 自分で足を守るフットケアの必要性を理解できる
- 足を観察することで異常の早期発見ができることを理解できる
- 清潔・保湿・正しい爪切り・白癬治療といったスキンケア行動ができる
- 靴下を着用でき、足に合った靴を履くことができる
- 低温熱傷の危険行動を避けることができる
- 禁煙行動に積極的に参加できる
- 異常の判断ができ、医療者へ相談ができる

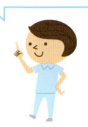

指導で重要なことは、まず患者さんの声に耳を傾けること！フットケアを1人で行うことが困難な場合は、家族や社会的資源の活用などサポート体制を検討しましょう。

文献

1) 愛甲美穂：透析患者における末梢動脈疾患－リスク分類（鎌倉分類）を用いたフットケア介入による重症下肢虚血進展防止に対する有用性．透析会誌 2016；49（3）：219-224．
2) 愛甲美穂：フットケア．岡山ミサ子，宮下美子編，「セルフケアができる！」を支える透析室の患者指導ポイントブック，透析ケア2014年冬季増刊，メディカ出版，大阪，2014：191-194．
3) 日本透析医学会：血液透析患者における心血管合併症の評価と治療に関するガイドライン．透析会誌 2011；44（5）：337-425．
4) 大橋優美子：患者教育．宮地良樹，真田弘美，大江真琴編，最新版ナースのための糖尿病フットケア技術，メディカルレビュー社，東京，2014：132-135．

6 服薬管理

服薬管理は、患者の自己管理能力にゆだねられています。患者は毎日複数の薬を管理し、場合によっては、透析日と非透析日で内容が異なるなど複雑です。

- 薬に対する認識や実際の服薬行動について、患者の話を聞くことは重要なかかわりです。
- 他院で処方された薬やサプリメントがある場合、まず相談するよう指導し、医師や薬剤師とともに内容を確認しましょう。

透析患者に処方される主な内服薬　→p.18～19参照

❶リン吸着薬（高リン血症治療薬）

特徴	血液中のリン濃度を下げる
副作用	便秘、下痢、高カルシウム血症など

- 高リン血症は、血管石灰化を助長させ心血管疾患のリスクを高めるため、高リン血症治療薬を用いて治療します。
- 高リン血症治療薬は、腸内で食物中のリンと結びついて便と一緒に排泄されます。そのため、食事と内服のタイミングが重要となります。薬によって食直前または食直後と、服用のタイミングが異なります。1日に何回食事をするか、間食習慣など患者の食生活を聞き、適切に処方されるよう医師と調整しましょう。
- リンは、食物の蛋白質に多く含まれますが、検査値が高いあまり蛋白質を減らしすぎると栄養状態が低下するので、"バランスよくしっかり食べて、リンの薬を正しいタイミングできちんと飲む"という説明をしましょう。
- 鉄を含む薬では、便が黒くなるので患者に説明しておきましょう。

▼主な高リン血症治療薬

- クエン酸第二鉄水和物：リオナ®
- 炭酸ランタン水和物：ホスレノール®
- セベラマー塩酸塩：フォスブロック®、レナジェル®
- スクロオキシ水酸化鉄：ピートル®
- ビキサロマー：キックリン®

POINT
飲み忘れた場合、食後30分を過ぎていたら、次の服用時間に内服します。30分以内であればすぐに服用します[1]。

❷陽イオン交換樹脂（血清カリウム抑制薬）

特　徴	血液中のカリウム濃度を下げる
副作用	便秘、腹部膨満感、嘔気など

- 血清カリウム抑制薬の服用により、カリウムは大腸で陽イオン交換樹脂に吸着して便中に排泄されます。
- 透析前のカリウム値が高い患者では、食事での血清カリウム抑制薬が多いことが考えられます。まず食事内容を見直し、それでも低下しなければ血清カリウム吸着薬を服用します。

▼主な血清カリウム抑制薬

- ポリスチレンスルホン酸カルシウム：カリメート®、アーガメイト®
- ポリスチレンスルホン酸ナトリウム：ケイキサレート®

POINT
飲み忘れたら、思い出したときにすぐ内服しましょう。
次の服用時間までの間隔が短い場合は、内服せず次の服用時間に1回分を内服します[2]。

❸降圧薬

特　徴	血管を拡張し血圧を下げる

- 透析患者の高血圧は、まず適切なドライウェイト（DW）を設定し（→p.88参照）、それでも効果がみられない場合には降圧薬で調整します。

▼主な降圧薬の特徴と副作用[3〜6]

種類	特徴	主な副作用
アンジオテンシン変換酵素(ACE)阻害薬	・内因性血管収縮物質であるアンジオテンシン（AG）IIの生成を抑制し、末梢血管を拡張することで血圧を下げる ・心保護作用があり副作用が少ない	・空咳、高カリウム血症、貧血の悪化など ・ブラジキニンの作用を強める陰性荷電膜、LDL吸着では急激な血圧低下が生じる危険がある
アンジオテンシンII受容体拮抗薬（ARB）	・アンジオテンシンIIに拮抗し、血管収縮、体液貯留、交感神経亢進作用を抑え血圧を下げる	・ACEより少ない ・高カリウム血症、血管浮腫など
カルシウム拮抗薬	・強い降圧作用。血管平滑筋、心血管細胞内へのCa^{2+}流入を抑制し、冠血管や末梢血管を拡張し血圧を下げる ・グレープフルーツジュースを飲むと効果または副作用が強く現れることがある	・動悸、ほてり、浮腫、歯肉肥厚、肝機能障害、房室ブロック、洞停止、徐脈など
β遮断薬（αβ遮断薬を含む）	・心拍出量の低下、房室結節電動を抑制し心拍数調整、レニン産生の抑制、中枢での交感神経抑制作用などにより血圧を下げる ・虚血性心疾患での心保護作用がある	・徐脈、気管支喘息の誘発、慢性肺疾患の悪化、起立性低血圧など

- 患者には、毎日の家庭血圧や透析中の血圧を自身でも観察し記録すること、降圧薬を内服するタイミングも重要であることを指導します。
- **週はじめの透析前血圧140/90mmHg未満を目標に調整**し、透析中の血圧低下により透析治療が困難になる場合は、降圧薬の変更や減量を医師に相談します[3]。
- 患者の生活習慣について、**水分・塩分摂取、運動習慣、喫煙（受動喫煙も含む）**など修正できることがないか確認しましょう。

> **注意！**
> 食後服用でないと十分な効果が得られない薬もあります。例えばβ遮断薬のなかには空腹時内服により血漿中濃度が低下し、血圧上昇、心拍数上昇を起こす可能性のある薬もあります[4]。

❹抗血栓薬（抗血小板薬、抗凝固薬）

特　徴　抗血小板薬：血小板の作用を抑制する、抗凝固薬：凝固因子の作用を阻害する
副作用　出血、血小板減少、ショック、ヘパリン起因性血小板減少症（HIT）、他

- 虚血性心疾患、脳血管障害、末梢動脈疾患がある場合、あるいは人工血管挿入術後には抗血小板薬が投与されます。
- 腎機能に問題がない心房細動を有する患者には、抗凝固薬のワルファリンが投与されることが多いですが、**透析患者ではワルファリンの内服で出血性合併症や脳出血の発生率が高く、血管石灰化を著明に進行させてしまうため、ワルファリンは原則禁忌**となります。心房細動、心臓の弁置換術後の場合には、**Pt-INR 2.0以下**でコントロールします[7]。その他の抗血小板薬、抗凝固薬でも、血液検査で定期的に観察を行い、異常時は医師と相談し調整をしましょう。
- 日常では、**出血傾向となるため、シャント穿刺部の止血時間延長や内出血斑の観察**、転倒に気をつけ、貧血症状、心窩部痛、腹痛、便の色に注意し、消化管出血がないか観察しましょう。
- 歯の治療、外科的手術など出血リスクのある処置が行われる場合は事前に知らせるよう指導し、可能な限り調整を行いましょう。

> **注意！**
> 飲み忘れても、絶対に2回分を一度に服用してはいけません。

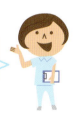

効果は血液凝固能管理を十分に行い観察しましょう。

❺ 鎮痛薬

- 痛みの原因は、身体の一部が侵される侵害性疼痛、神経の一部の異常による神経因性疼痛、原因が明らかではない心因性疼痛に分類されます[8]。
- 透析患者では、腰痛や関節痛、術後痛、歯痛、下肢創部痛、がん性疼痛などにより鎮痛薬を服用することがあります。しかし**非ステロイド性抗炎症薬（NSAIDs）は胃の粘膜防御機能を低下させ、さらに胃酸も加わり胃粘膜が傷つきやすくなります**。内服する場合は、プロトンポンプ阻害薬の併用が推奨されています[9]。
- 患者には、まず自己判断で内服せず医師に相談するよう指導し、心窩部痛、腹痛、便の色に注意することを説明します。症状がみられた際には、**消化管出血を疑い鎮痛薬の内服を確認するとともに早急に検査を行いましょう**。出血が確認された場合は、透析中の抗凝固薬を調整します。
- がん性疼痛など強い痛みに用いられる麻薬性鎮痛薬（モルヒネ）は、蛋白結合率が低いため血液透析により一時的に血中濃度が低下し、透析中または透析後に追加投与が必要になる可能性があります。フェンタニルは蛋白結合率が高いので投与量の調整なしに比較的安全に使用できます[10]。
- 麻薬は腸管運動を抑制するため便秘になりやすく対策が必要です。
- 麻薬の管理、取り扱いは確実に行いましょう。
- 疼痛評価には、Numerical Rating Scale（NRS）、フェイススケール、Visual Analogue Scale（VAS）、Verbal Rating Scale（VRS）などがあります。

▼主な鎮痛薬の種類[11]

分類	一般名（主な商品名）
解熱鎮痛薬	・アセトアミノフェン（カロナール®、アセリオ®静注液） ・ピラゾロン系解熱鎮痛消炎配合剤顆粒（SG配合顆粒） ［非ステロイド性抗炎症薬（NSAIDs）］ ・ロキソプロフェンナトリウム水和物（ロキソニン®） ・ジクロフェナクナトリウム（ボルタレン®） など
麻薬性鎮痛薬	・オキシコドン塩酸塩水和物徐放錠（オキシコンチン®） ・フェンタニル経皮吸収型製剤（デュロテップ®MTパッチ） ・モルヒネ硫酸塩水和物（MSコンチン®） など
その他	・トラマドール塩酸塩・アセトアミノフェン（トラムセット®） ・カルバマゼピン（テグレトール®） ・プレガバリン（リリカ®） ・ガバペンチン（ガバペン®） など

服薬管理におけるキーパーソンの存在

- 薬の管理者は患者本人とは限らず、家族、介護ヘルパー、訪問看護師、透析室スタッフ、入所先などさまざまです。透析の経過が長い患者でも、高齢化や認知症の発症、嚥下機能低下などにより薬の管理が困難になってきます。服薬が継続できるよう、薬を管理するキーパーソンと情報共有しながら工夫しましょう。
- 管理が困難な患者では、透析来院時だけでも内服できるよう調整しましょう。

残薬の確認

- 患者は、定期的にたくさんの薬を受け取って管理していますが、じつはさまざまな理由から薬が残ってしまって困っていたり、余った薬を廃棄している場合もあるかもしれません。手先のしびれ、視力障害、加齢などからやむを得ず薬が残っている場合もあります。
- 自己管理に対する自尊心を損なわないように配慮しながらその理由をたずねてみましょう。また、患者や家族など薬のキーパーソンが薬の必要性をどのくらい理解しているかを知り、薬剤師、医師と協力しましょう。内容、形状や服用回数を見直し、患者に合った薬を選択できるよう、看護師も知識が必要です。
- 透析日に「お薬カレンダー」をセットする、オブラートを利用する（味やにおい付きのゼリー状のオブラートが市販されており、嚥下を助けてくれる）など、内服が継続できるような身近な物の活用を提案するのも工夫の1つです。

▼お薬カレンダーの例

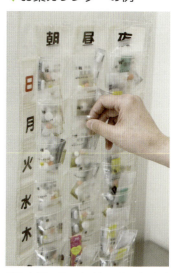

曜日や朝・昼・夜ごとに分かれたポケットに薬を入れる。薬局や100円ショップなどで入手できる

文献

1) 原澤健：リン吸着薬．透析ケア2014年冬期増刊，メディカ出版，大阪，2014：135-139.
2) 原澤健：カリウム抑制薬．透析ケア2014年冬期増刊，メディカ出版，大阪，2014：140-144.
3) 日本透析医学会：血液透析患者における心血管合併症の評価と治療に関するガイドライン．透析会誌 2011；44（5）：358-362.
4) 町田聖治，増田和久：1．降圧薬．透析ケア 2011；17（11）：19-20.
5) 日本高血圧学会高血圧治療ガイドライン作成委員会：高血圧治療ガイドライン2014．ライフサイエンス出版，東京，2014：36.
6) 浦部晶夫，島田和幸，川合眞一編：今日の治療薬 2016．南江堂，東京，2016：552-553.
7) 日本透析医学会：第5章 不整脈・心臓弁膜症．血液透析患者における心血管合併症の評価と治療に関するガイドライン，透析会誌 2011；44（5）：383.
8) 平野和行，廣田耕作：くすりの作用メカニズム．医学書院，東京，2007：74.
9) 古田隆久：消化管．加藤明彦編，いまさら訊けない！透析患者薬剤の考え方，使い方Q＆A，中外医学社，東京，2015：169-171.
10) 宮地武彦：透析合併症．加藤明彦編，いまさら訊けない！透析患者薬剤の考え方，使い方Q＆A，中外医学社，東京，2015：297-302.
11) 志内敏郎：鎮痛薬．透析ケア 2011；17（11）：58.

7 便秘・皮膚のかゆみ・不眠への対処

透析患者を悩ませる代表的な症状が、便秘・皮膚のかゆみ・不眠です。療養生活を快適に続けるためにも、予防・緩和の具体策を提案しましょう。

便秘

- 透析患者が抱える悩みの1つに排便コントロールがあります。食事制限や水分制限、薬の影響、自律神経障害などにより便秘や下痢を起こしやすいためです。透析中の便意が気がかり、透析中は低血圧状態でトイレに行けない、便が硬くてすぐに出ないなど、さまざまな理由から排便のタイミングを逸し、患者は苦労しています。
- 高リン血症治療薬や血清カリウム抑制薬を服用している場合は、便秘になりやすく、水分摂取量制限や透析での除水により便が硬くなる傾向にあります。患者の排便習慣について話を聞き、対応を提案してみましょう。
- 下剤にはさまざまな種類があるので、状態に合わせた薬剤を選択し適切なタイミングで使用しましょう。
- 直腸内に多量の硬便、腫瘍などの病変がある場合には、浣腸をすることで大腸穿孔を引き起こす可能性があるので、実施前に患者の情報を確認しましょう[1)]。

▼便秘への対応

- 排便習慣について確認する
- 毎日同じタイミングでトイレに行く
- 透析中でもトイレに行けることを伝える
- リン吸着薬、カリウム吸着薬の種類を変更する
- 適度な運動を継続する
- 透析に影響しないタイミングで下剤を内服する

▼下剤の主な種類と特徴

下剤の種類：一般名（主な商品名）	特徴
浸透圧下剤 ・D-ソルビトール（D-ソルビトール） ・ラクツロース（ラクツロース）	・腸内へ水分を引き寄せ、便をやわらかくする ・長期に使っても効果は弱まらない
刺激性下剤 ・ピコスルファートナトリウム水和物（ラキソベロン®） ・センノシドA・Bカルシウム塩（センノシド） ・センナ、ダイオウ ・炭酸水素ナトリウム・無水リン酸二水素ナトリウム（新レシカルボン®坐剤）	・腸を刺激し腸の蠕動運動を促す ・薬効は約8時間なので就寝前に服用し翌朝の排便を促す ・1度に多く服用すると腹痛を起こす場合がある ・長期に使用すると効果が弱くなる
過敏性腸症候群治療薬 ・下痢型：メペンゾラート臭化物（トランコロン®） ・下痢・便秘型：ポリカルボフィルカルシウム（ポリフル®）	・腸のけいれんにより下痢・便秘を繰り返す場合に使用する

表のつづき

その他 ・ルビプロストン（アミティーザ®）	・小腸での水分の分泌を増やし、便をやわらかくする ・1日2回内服 ・空腹時に内服すると嘔気が起こりやすい
繊維性下剤・サプリメント	・便量を増やす ・水分を多く必要とするため水分管理に注意が必要 ・マグネシウム、カリウム、リンを含まないものを選択する
浣腸	・高齢者など便意があるのにいきむことができない場合に使用する
乳酸菌・ビフィズス菌など	・腸内環境を整える（透析患者は腸内細菌叢が乱れやすい）

山根真衣子，浦田元樹：下剤．透析室の患者指導ポイントブック，メディカ出版，大阪，2014：154-158．より一部改変して転載

皮膚のかゆみ　→p.134参照

- 透析患者のかゆみは頑固で長期にわたることが多く、強い精神的苦痛につながります。
- 患者の日常生活の質にも影響するため、積極的に患者の話を聞き、肌の状態を観察しましょう。
- かゆみの特徴として、発疹、発赤などの皮膚病変はなく、その後かきむしることで膿痂疹、痂皮、潰瘍が形成されます。

健康な皮膚

アレルゲンなどの刺激物質　細菌・ウイルス　セラミド正常　角質層　表皮　水分保持　神経線維　真皮

透析患者の皮膚（ドライスキン）

水分が蒸発　細菌・ウイルスや刺激物質が侵入　セラミド減少

- 皮膚の厚さは1.5～4.0mm（部位により異なる）
- 表皮と真皮、皮下組織の3層からなり、外界からのバリアの役割がある
- **表皮**：外層は角層で覆われ水分を豊富に含み、皮膚から水分が失われるのを防ぐ
- **真皮**：栄養や酸素を運ぶ毛細血管が通っている
- 表皮にある基底層は古くなると表面に押し上げられ、角質層となり垢となってはがれ落ちる（ターンオーバー：4～6週間を要する）

- 水分含有に重要なアミノ酸が減少し、角層の水分量が有意に低下している。これにより保湿機能が損なわれ、ドライスキンを進行させる
- ドライスキンでは角層がめくれ、真皮に存在するかゆみ神経（C線維）が表皮表層まで伸び、軽い刺激でもかゆみを感じる

血液透析患者の角層の水分量は、正常者の1/8といわれています[3]。

▼かゆみに関する問診・観察項目

- いつからかゆいか
- かゆみの部位と程度：VASスケールやフェイススケールで評価
- どんなときがかゆいか：季節、日中・夜間、透析前後
- 治療しているか：外用薬・内服薬・その他
- かゆみに悩んでいるか、睡眠が障害されているか
- 皮膚病変、掻き傷の特徴
- 透析や薬との関連性
- 肌や衣類は清潔か

▼かゆみの原因[3)]

- 透析量不足（尿毒症物質の蓄積）
- 皮下組織への高ビタミンA濃度やカルシウム、マグネシウム塩の皮膚沈着
- 発汗量の低下や皮膚pHの高値
- アミノ酸減少による角層の水分量の低下、ドライスキンの亢進
- かゆみの神経（C線維）の免疫組織化学的変化
- かゆみを抑えるκオピオイドより、かゆみを誘発するμオピオイドが優位
- アレルギー物質との接触
- 消毒薬、ダイアライザーや血液回路、穿刺針の素材や滅菌法、固定テープによる限局した刺激

▼かゆみへの対応

透析治療の工夫をする	・充分な透析→尿毒症性物質の除去効率アップのため長時間透析やHDからHDFへ治療方法を変更 ・生体適合性のよいダイアライザーの選択→アレルギー症状を誘発する素材の使用を避ける
皮膚への負担を避ける	・入浴：熱い湯は避ける、石けんやシャンプーは弱酸性のものを選ぶ、強くこすらない、ナイロンタオルは使わない、入浴後は15分以内に保湿剤を塗る ・衣類：通気性、吸湿性がよく、圧迫や摩擦の少ないものを選ぶ
外用薬（保湿剤）を正しく使う	・手を洗い、部位に適した形状を選択する（ローション・クリーム・軟膏）

注意！
アルコール製剤は一瞬かゆみが収まりますが、皮膚の乾燥を助長させ、かゆみをなくすことはできません。

POINT
ステロイドを合わせて使う場合→先にステロイドを塗り、その後保湿剤を塗ります。
本人による実施が困難な場合→家族、訪問看護師、介護者に依頼し、透析の日は透析室で軟膏を塗布し継続します。薬剤のナルフラフィン塩酸塩（レミッチ®）の使用も検討しましょう。

▼外用薬（保湿剤）の使い方

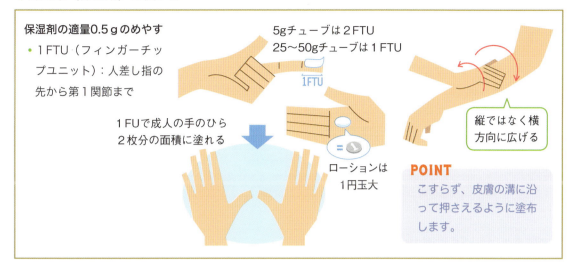

保湿剤の適量0.5gのめやす
- 1FTU（フィンガーチップユニット）：人差し指の先から第1関節まで
- 1FUで成人の手のひら2枚分の面積に塗れる
- 5gチューブは2FTU
- 25〜50gチューブは1FTU
- ローションは1円玉大

縦ではなく横方向に広げる

POINT こすらず、皮膚の溝に沿って押さえるように塗布します。

不眠

- 透析患者は、身体面の問題や、透析に合わせた生活、自己管理に対するストレスなど、不眠につながる要因を多く抱えています。
- 透析患者の睡眠呼吸障害は、血圧上昇、動脈硬化、炎症、血栓形成との関連があり、心血管障害の要因とされ、生命予後に影響します。睡眠関連運動障害であるRLSやPLMは一般的に生命予後に関係はなくてもQOLが低下します[4]。
- レビー小体型認知症の初期にみられるレム睡眠行動障害では、筋緊張の抑制が障害され夢をみながら行動に起こすため、睡眠中の異常行動がみられます。

▼透析患者にみられる主な睡眠障害の原因

- 睡眠時無呼吸症候群（sleep apnea syndrome：SAS）
- 周期性四肢運動障害（periodic limb movement：PLM）
- むずむず脚症候群（restless leg syndrome：RLS）
- 慢性疲労症候群
- 加齢
- 身体のかゆみ、痛み
- 自律神経障害
- 尿毒症性物質の蓄積

▼透析患者への不眠に関する問診・観察項目

- 満足のいく睡眠がとれているか
- 睡眠時間
- 透析間の体重減少または増加
- 透析中（日中）によく寝ていないか
- 睡眠中の呼吸停止かいびき、日中の眠気
- だるさ、活気がない
- 睡眠中に手や足を動かす
- 足がむずむずする
- 昼夜逆転や活動時間帯の異常
- 血圧上昇
- 閉塞性睡眠時無呼吸では、Htの上昇や血液回路の凝血

▼不眠への対応

- RLSの場合：鉄欠乏がないか確認し、フェリチンなどが不足していれば補う。その他、ロチゴチン（ニュープロ®パッチ）、プラミペキソール塩酸塩水和物（ビ・シフロール®）、クロナゼパム（リボトリール®）、あるいは精神安定剤[4] など
- SASの場合：重症度により持続陽圧呼吸療法（CPAP）、マウスピース[4]
- 十分な透析：尿毒症性物質の除去効率アップのため、長時間透析やHDからHDFに治療方法を変更
- 生体適合性のよいダイアライザーの選択

注意！
睡眠導入薬を服用する患者、SAS患者では眠気による転倒、車の運転に注意が必要です。

▼睡眠衛生のための指導内容

項目	指導内容
定期的な運動	適度な運動、日光を浴びる
寝室の環境	テレビ、パソコン・タブレット操作、音、光など刺激を軽減し、寝具、室温を調整する
規則正しい食事	就寝前に脂っこいものや胃もたれする食事は避ける
水分摂取	就寝前の水分の取りすぎに注意する
カフェイン	就寝前の摂取は避ける
飲酒	眠るための飲酒は逆効果→眠りが浅く夜間覚醒しやすくなる
喫煙	ニコチンには精神刺刺激作用がある
考えごと	寝床では避ける→寝つきが悪く浅い眠りになる

厚生労働科学研究・障害者対策総合研究事業「睡眠薬の適正使用及び減量・中止のための診療ガイドラインに関する研究班」および日本睡眠学会・睡眠薬使用ガイドライン作成ワーキンググループ編：睡眠薬の適正な使用と休薬のための診療療ガイドライン －出口を見据えた不眠医療療マニュアル―5 2013：9. を改変して作成

文献

1) 鎌田一寿，宇田晋：便秘・下痢.「腎と透析」編集委員会. 透析・腎移植のすべて，東京医学社，東京，2014：320-324.
2) 山根真衣子，浦田元樹：下剤. 透析室の患者指導ポイントブック，メディカ出版，大阪，2014：154-158.
3) 熊谷裕生他：透析患者のかゆみの病態とカッパ受容体作動薬, 透析・腎移植のすべて. 腎と透析 2014；176（増刊号）：391-395.
4) 小池茂文：睡眠障害の改善は生命予後を改善する. 臨床透析 2017；33（8）：63-69.
5) 厚生労働科学研究・障害者対策総合研究事業「睡眠薬の適正使用及び減量・中止のための診療ガイドラインに関する研究班」および日本睡眠学会・睡眠薬使用ガイドライン作成ワーキンググループ編：睡眠薬の適正な使用と休薬のための診療療ガイドライン-出口を見据えた不眠医療療マニュアル-5 2013：9.

8 心のケア

透析患者に限らず、予後不良な疾患や完治の難しい疾患など慢性疾患の患者の多くに抑うつ状態がみられます。透析患者の精神症状の原因は、心理的社会的因子と身体的原因、精神疾患の素因の可能性など複数の因子が重なり合っています。患者自身のもつ疾患理解と共感が必要です。

- 透析患者のさまざまな心理的苦痛、精神症状や行動上の問題が治療やケアを妨げ、患者、さらにキーパーソンである家族の負担を増大させることもまれではありません。
- このような問題に対応するとき、患者ごとに症状、疾患や治療の苦痛と生活への影響を詳しく聞いて理解し、この理解に基づいて共感的な治療関係をつくり、患者を支えることが大切です[1]。

透析患者は慢性疾患モデルの代表的存在

- 患者は透析導入によるさまざまな喪失と、その脅威を体験します。導入期では、喪失と恐怖、不安、抑うつなどに直面し、喪失を受け入れ適応していかなければなりません[1]。透析維持期では、透析を含む新しい生活のなかで自分の立場や価値をもう一度つくり上げることが課題となります。導入期での心理的パターンに加え、立場の変化や負担と疲弊、自信の低下など心理的均衡が破綻しやすい精神症状が生じることもあります[1]。
- 透析導入期、維持期の一般的な2つの心理[1]を理解しておくことは、個々の患者心理の理解を助け、理解に基づく共感的な関係形成においてとても大切なことです。

▼透析導入期と維持期の心理パターン

導入期
・健康喪失と死の恐怖
・健康によって支えられてきた自信の喪失
・医療によって生かされているという束縛
・身体的苦痛や外観の変化
・生活パターンの変更
・社会的役割や家庭内の立場の変化

維持期
・継続的なセルフケアの負担と疲弊
・セルフケアを実行できないときに生じる自信の低下
・透析に関係する人間関係の問題
・原疾患の悪化や合併症による心身両面の負荷の強まり

ナラティブ（物語）を通し疾患の経験を理解する

- 透析患者は、定期的な通院、服薬、飲水制限など継続的なセルフケア行動を要し主体性を尊重されるとともに、治療の責任の一端を担うことになります。この責任とそれに伴う患者心理を医療者として理解しておきましょう。

- 相互に協力し、責任を分かち合いながら治療を進めていく関係形成が大切です。
- ナラティブアプローチは、「語り聴き取る」という共同作業を通し物語をつくり上げていきます。客観的事実と物語は必ずしも一致しない場合もありますが、病気によるさまざまな出来事を関連づけるプロセスとしてとらえ、物語を共有することで、ケアと目標を共有し、将来を予測することができるアプローチ方法です。
- アプローチの際は、「無知の姿勢」で対話に臨み、「教えてもらう立場」に徹することが求められます[2]。
- 対話そのものに高いセラピーの効果があります。

▼ナラティブアプローチとは？

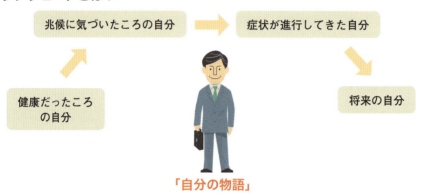

病気や治療などの経験を語ることで、物語をつくるようにして意味づけていく

COLUMN

サイコネフロロジー

サイコネフロロジーとは、英語の合成語でサイコは精神・心理、ネフロロジーは腎臓病学であり、日本語では「精神腎臓病学」となります。

日本では1972年ごろより、リエゾン精神医学・医療の一分野としてスタートしました[1]。心と身体は互いに深く関連しています。心の不安定さが下痢や頻脈などの身体症状を引き起こすことなど、私たち人間は心と身体が相関関係にあることを経験し、知っているのです。

透析療法を受容するまでの心の動きも精神科医エリザベス・キューブラー＝ロスが示したOn Death and Dyingの5つのプロセスをたどることが推測され、5つのプロセスを行きつ戻りつするものであるといわれています[2]。

● On Death and Dying（死の5段階モデル）

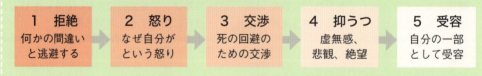

文献
1) 春木繁一：透析スタッフが知っておきたい！　サイコネフロロジー55のキーワード．透析ケア 2009；15（3）：215．
2) 大平整爾：企画にあたって－透析患者の心の揺れ動き．臨床透析 2008；24（10）：1361．

文献
1) 堀川直史：透析を受ける患者の心理とその特徴．臨床透析 2008；24（10）：1363-1368．
2) 中村光江：看護学生にどう患者教育を教授するか－「ナラティブアプローチの活用」．臨床透析 2009；25（11）：1573-1578．

糖尿病透析患者のケア

糖尿病透析患者の看護ケアとセルフケアマネジメント支援では、血糖や日常生活に関連する面が多く、腎不全・透析療法に由来した糖代謝特性などの疾患理解が重要です。ここでは、日本透析医学会「血液透析患者の糖尿病治療ガイド2012」を中心に、①血糖管理、②食事エネルギー量、③合併症管理について解説します。

- 日本透析医学会「血液透析患者の糖尿病治療ガイド2012」[1]の内容は、①血糖管理、②食事エネルギー量、③合併症管理から構成されています。
- 糖尿病による透析導入は1998年度に第1位となり、現在透析患者の40％以上を糖尿病腎症が占めています。透析治療においても糖尿病管理は重要な治療となります。
- 透析患者における血糖管理の指標としてグリコアルブミン20.0％未満と随時血糖180～200mg/dLを推奨しています。HbA1cは参考として用いるとしています[1]。

血糖管理

指標①：グリコアルブミン（GA）

- GA（glycoalbumin）は、血清アルブミンの糖化産物です。
- GAは採血1か月（特に直近2週間）の血糖コントロール状態を反映しています。
- 透析患者において、GAは赤血球寿命やESA投与の影響を受けないためHbA1cに代わる有用な血糖コントロール指標となります。

> **POINT**
> 糖尿病透析患者の血糖値管理では、GAを月1回測定することが重要です。

▼グリコアルブミン（GA）とは？

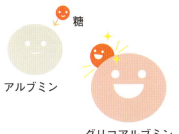

- グリコアルブミンは血糖の管理指標
- 主に糖尿病の検査で使われている
- グリコアルブミン＝グリコ（＝ブドウ糖）の付着したアルブミンという意味

グリコアルブミン（GA）
採血1か月（特に直近2週間）からの平均血糖値

指標②：HbA1c（ヘモグロビンエーワンシー）

透析患者では上記のGAがより重要です。

- HbA1cは糖尿病において最も一般的な血糖コントロール指標です。
- 過去1～3か月間の平均血糖値を反映しています。
- HbA1cはヘモグロビンのA_0の安定糖化産物です。
- 赤血球の平均寿命は120日ですが、**透析患者では約60日に短縮**されます。
- 透析療法による失血や出血、腎性貧血による赤血球造血刺激因子製剤の投与により、幼若赤血球が増えることで**HbA1c値が低値になる傾向**にあります。

食事エネルギー量

- 食事での推定エネルギー必要量は、性別、年齢、身体的活動レベル別に患者個々で設定します。大部分の患者では25～35kcal/kg/日の範囲で検討します。
- 摂取エネルギーの処方は、患者の体重変化を観察しながら適正量になっているかを経時的に評価しつつ調整を加えます。

合併症管理

- 糖尿病による合併症は、末梢の神経や細い末梢血管への影響と心疾患や脳疾患など直接死亡リスクに関係する動脈硬化を発症します。
- 糖尿病性神経障害、糖尿病網膜症、糖尿病性腎症は、糖尿病の3大合併症です。

▼糖尿病の合併症

糖尿病による易感染は原因不明な点が多い
・末梢の血流障害による低酸素
・高血糖
↓
嫌気性菌や好気性菌が繁殖

目
- 網膜症
- 白内障
- 緑内障

呼吸器
- 感染症
- 肺炎
- 肺結核

腎臓
- 腎症

泌尿器
- ED（勃起障害）
- 尿路感染症
- 膀胱炎
- 排尿障害

脳
- 動脈硬化
- 脳梗塞

心臓
- 動脈硬化
- 心筋梗塞

皮膚
- 皮膚症
- 感染症

神経
- 末梢神経障害

※赤字は3大合併症

- 糖尿病には食前の血糖値が高いタイプと食後の血糖値が高いタイプがあり、脳卒中や心臓病などの動脈硬化は食後の血糖値が高いタイプが多いことがわかっています。
- 透析導入時に37～85％が増殖網膜症を合併し、視力が0.1以下の高度視力障害は47～54％の患者に認められます[1]。

▼糖尿病網膜症の病期分類（福田分類）

日本ではこの福田分類が広く用いられています。

	網膜症状重症度	眼底所見
良性網膜症（A）	A1：軽症単純網膜症 A2：重症単純網膜症 A3：軽症増殖停止網膜症 A4：重症増殖停止網膜症 A5：重症増殖停止網膜症	毛細血管瘤、点状出血 しみ状出血、硬性白斑、少数の軟性白斑 陳旧性の新生血管 陳旧性の硝子体出血 陳旧性の増殖組織
悪性網膜症（B）	B1：増殖前網膜症 B2：早期増殖網膜症 B3：中期増殖網膜症 B4：末期増殖網膜症 B5：末期増殖網膜症	網膜内細小血管異常、軟性白斑 網膜浮腫、線上、火災状出血、静脈拡張 乳頭に直接連絡しない新生血管 乳頭に直接連絡する新生血管 硝子体出血、網膜前出血 硝子体の増殖組織を伴う
合併症	黄斑病変（M） 虚血性視神経症（N）	牽引性網膜剥離（D）、血管新生緑内障（G） 光凝固（P）、硝子体手術（V）

堀貞夫：糖尿病網膜症の病期分類（福田分類の再考）その1．眼紀 1989；40：205-213．より引用

POINT

高度硝子体出血の前後では血液透析における抗凝固薬として、ナファモスタットメシル酸塩あるいは低分子ヘパリンの使用が推奨されています。透析導入前に眼の評価を行います。

COLUMN

患者教育は指導ではなく、セルフマネジメント支援

糖尿病透析患者ケアにおいて、糖尿病の病態や治療についての知識をもつことは、療養生活における食事や運動、血糖管理などを支援するうえで大切です。

糖尿病に限らず、慢性疾患の治療やケアは医療者主導では不十分で、医療者と患者がパートナー関係を築くことが必要なのです[1]。医療者との関係が患者の心理面に与える影響は大きいということを理解しておきましょう。相互に協力し合う関係のなかで、患者自身が治療の責任の一端を担うことがセルフマネジメントといえます。

そしてもう1つ、患者のセルフマネジメントに私たち看護師がかかわっていくうえで重要なことは、医療者の意識改革です。従来の、医療者が専門知識を指導し、患者が従うという考え方を捨てることが大切です。自分の病気の大変さは患者が一番理解しています。患者に沿う看護、パートナー関係を築くことが、セルフマネジメントにおいて最も重要といえるでしょう。

文献
1) 近藤房恵：セルフマネジメントとは何か．腎不全患者の支援についての再考－指導教育のあり方．臨床透析 2009；25（11）：1514.

文献
1) 日本透析医学会：血液透析患者の糖尿病治療ガイド2012．透析会誌 2013；46（3）：311-357.

10 災害対策

災害時に備えて、医療者側（ハード面、ソフト面）、患者側の双方からの対策を考えておきましょう。

医療者側の対策

❶ハード面

- 災害に備えて、透析施設内の環境を整えておく必要があります。
- 日本透析医学会が推奨する透析施設内の以下4つの対策を推進してきた施設では、震度6～7の地震時においても透析不能は皆無でした[1]。

▼透析施設内の災害対策の例（日本透析医学会推奨）

❶ ベッドサイドコンソール（透析監視装置）のキャスターフリー
❷ 患者ベッドのキャスターロック
❸ 透析供給装置とRO装置の壁面へのアンカーボルト固定
❹ 透析供給装置とRO装置の壁面との接続部のフレキシブルチューブ採用

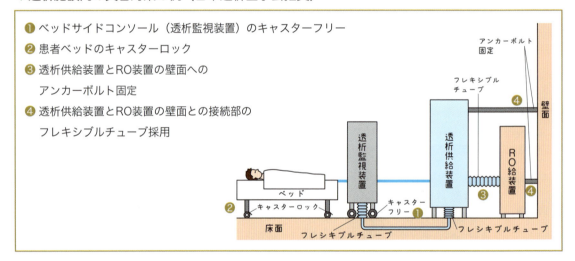

❷ソフト面

- 支援のための通信手段、職員連絡網、避難経路などの情報を共有し、**非常持ち出し袋**をつくっておきます。
- **避難訓練（患者参加型）** も定期的に行いましょう。
- 近隣の施設との**ネットワークを構築**しておくことも大事です。これにより災害時に代替医療機関を探すことが容易になります。
- 患者1人1人に、自身の**透析条件（ダイアライザー面積、血流量、アレルギーなど）を記載したカード**を配布しておきます[2]。
- 被災時の燃え尽き症候群、うつ病を避けるために、被災地域ではスタッフも被災者であり、互いに状況を思いやる必要があることを考えておきましょう[3]。

▼ソフト面の対策の例

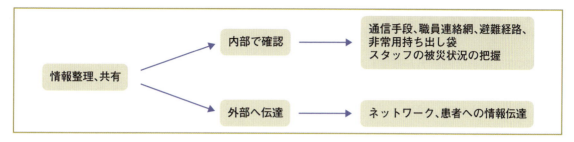

患者側の対策

- 定期薬は数日分余裕をもつようにします。
- 透析施設から配布された透析条件、アレルギーなどを記したカードを、外出時には携帯しましょう。情報はシンプルに、カード1枚に収めます。
- 震災時にけがなどで通院できなくなった際の介護者について、自分の希望、依頼先などを確認しておきましょう。
- 突然の災害に備えて、日ごろから水分・食事の管理が大切であることを伝えておきましょう。

▼透析カードの例　　▼患者サイドの災害時フローチャート

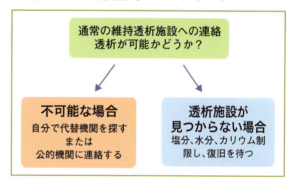

- 災害時に通常の透析医療機関が利用できない場合の、代替医療機関の探し方を説明しておきます。
- 透析には大量の水（1回の透析に水道水にして約200L）、電気、治療機器が必要であるため、透析の設定を制限する可能性、透析を行うために遠方へ移動する可能性があることも説明しておきます。
- 透析ができない場合の食事、非常食について、塩分・水分・カリウムの摂取には十分注意を促します。
- 緊急離脱の際の止血処置を指導します（→p.78参照）。

文献
1) 日本透析医学会 東日本大震災学術調査ワーキンググループ：東日本大震災学術調査報告書−災害時透析医療展開への提言−．2013
2) 矢島晃仁，倉持元：大規模地震災害に備えた地域透析体制構築へ向けて．日農医誌 2013；61（5）：695-702.
3) 坂井恵子，倉持元：大規模地震災害時の透析看護師の役割と業務体制−新潟県中越沖地震を被災して−．日本透析医会雑誌 2009；24（1）：53-60.

11 感染対策

腎不全の患者は抵抗力が低下しているため感染しやすく、感染すると重篤化する場合があります。また、シャントの穿刺、返血、腹膜透析液の交換など、処置の際に常に感染のリスクにさらされています。

- 透析処置前後に**手洗い**を励行します。

POINT
手洗いの基本：①石けんと流水の場合：40〜60秒、②アルコール製品の場合：20〜30秒

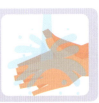

注意！
手袋を過信することはやめましょう。ピンホールや手袋に覆われていない部分は曝露される可能性があります。

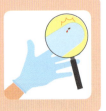

▼手指衛生の5つのタイミング

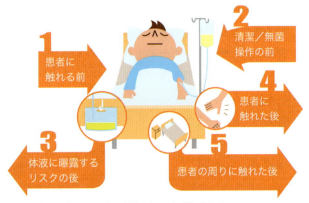

WHO Guidelines on Hand Hygiene in Health Care.
http://whqlibdoc.who.int/publications/2009/9789241597906_eng.pdf（2018.5.20.アクセス）より作成

- 感染には経路があります。細菌、ウイルス、原虫、それぞれの感染経路を把握しましょう。**感染経路を遮断する**ことが感染予防です[1]。

血液媒介感染
B型肝炎ウイルス（HBV）、C型肝炎ウイルス（HCV）、ヒト免疫不全ウィルス（HIV）、梅毒トレポネーマ

- 血液の取り扱いに注意が必要です。まずは、検査で感染の状態を把握しましょう。
- 透析導入時転院時には、HBs抗原、HBs抗体、HCV抗体を測定します。HBs抗原陽性患者には、HBe抗原、HBe抗体、HBV DNA検査を、HCV抗体陽性患者にはHCV RNA検査を行います。

POINT
透析患者は6か月に1回はHBs抗原、HBs抗体、HBc抗体、HCV抗体の検査実施が推奨されています[1]。

❶HBV感染患者の場合
- HBVは付着して最低7日間も生きているため[2]、HBV感染患者は個室隔離透析が望ましいです。
- 個室管理が不可能な場合は、ベッド固定、専用の透析装置や透析関連物品の使用を推奨します。透析装置や鉗子などにウイルスが残る可能性があります[3]。

❷HCV感染患者の場合

- HCV感染患者は、個室管理までは必要ありませんが、ベッド固定、専用の透析装置や透析関連物品の使用を推奨します。

❸HIV感染患者の場合

- HIVは感染力が弱く（HBVの約1/50）、加熱や消毒で容易に不活化されます。個室管理の必要はありません。治療の進歩により、HIV陽性でも延命可能となっています。
- HIV陽性の透析患者も増加しています。HIV陽性患者に透析を施行する場合、標準予防策でよいでしょう。処置は必ず"バディシステム"（1人がもう1人の着脱を監視・介助する）で対応します。

飛沫感染　＜インフルエンザウイルス＞

- インフルエンザは透析患者において、重症化しやすく死亡率も高くなります。個室管理か、時間的または空間的隔離が望ましいです。これらのいずれも不可能な場合には、ベッドの間にスクリーンを置くなどして対応します。
- 換気も十分に行うことが重要です。換気が悪いと空気感染する可能性があります。

空気感染　＜結核菌＞

- 結核は空気感染で、飛沫感染はしません。排菌（ガフキー陽性）には陰圧室が必要です。
- 透析患者は健康な人と比べて、約2倍から25倍結核感染リスクが高くなります。早期発見・治療を心がけることが、透析施設内の集団感染（アウトブレイク）の防止につながります[4]。

接触感染　＜多剤耐性菌（MRSA、VRSA、VRE、MDRP、MDRA、ESBL産生菌）、Clostridium difficile（クロストリジウム・ディフィシル）＞

- ノロウイルスも接触感染ですが、吐物や下痢便の処理時には、空気感染の恐れがあります。個室管理が望ましいです。
- ノロウイルスはエアロゾル感染します。吐物などの処理はマスクをして行う必要があります。

文献

1) 厚生労働科学研究費補助金エイズ対策研究事業：透析施設における標準的な透析操作と感染予防に関するガイドライン（四訂版），日本透析医会，2015.
2) Bond WW, Favero MS, Petersen NJ, et al. Survival of hepatitis B virus after drying and storage for one week. *Lancet* 1981；1：550-551.
3) Najem GR, Louria DB, Thind IS, et al. Control of hepatitis B infection. The role of surveillance and an isolation hemodialysis center. *JAMA* 1981；245：153-157.
4) 長谷川廣文：透析患者の感染症の現況と対策．西沢良記編，最新透析医学，医学ジャーナル社，大阪，2008：451-455.

12 社会保障・福祉制度の活用

公的助成制度の種類と内容について理解し、治療法ごとに助成を受けるための必要な手続きとタイミングについて理解しましょう。

- 血液透析の医療費は1人当たり約40万円/月、腹膜透析では約30～50万円/月といわれています。ただし、透析治療は高額な医療費と長期間の治療が必要な疾病と認められているため、加入している健康保険や後期高齢者医療保険の自己負担分に対して、公的な助成を受けることが可能です。

高額長期疾病（特定疾病）の特例 ＝ 特定疾病療養受療証

> 手続き先：加入している健康保険の保険者

- 高額な治療を長期にわたり要する疾病をもつ患者に対し、医療費の自己負担の軽減を図るため、自己負担限度額を1医療機関あたり1万円/月とする制度です。
- 70歳未満で、療養のあった月の標準報酬月額が53万円以上の被保険者またはその扶養者については、自己負担限度額が2万円/月となります。
- 外来・入院・薬局など、それぞれにおける負担となり、入院時の病衣代、食事代など医療費以外については自己負担です。
- 申請証の書式は保険者によって異なります。
- 申請月の1日にさかのぼって有効です。
- 人工透析に対する医療費のみ対象です。

身体障害者手帳

> 手続き先：市区町村窓口

- 腎機能検査、生活活動能力、その他の所見から、1級・3級・4級に認定されます。
- 有効期限はなく、地域によりさまざまなサービスが受けられます。
- 末期腎不全患者は、じん臓機能障害1級または3級認定に該当し透析導入時期の指標にもなります。
- 等級変更は自治体の方針により異なります（導入前も申請可能）。
- 申請から交付までにおおよそ1か月半～2か月かかります。

▼身体障害者手帳取得により利用できる主な福祉サービス

・税金の軽減	・有料道路通行料金の割引	・NHK放送受信料の減免
・交通機関の割引 　（JR・バス・タクシーなど）	・航空運賃の割引 ・駐車許可証の発行	・携帯電話基本料金の割引 　　　　　　　　　　　など

▼「じん臓機能障害」に関する身体障害者手帳の認定基準（厚生労働省）

じん臓機能障害		
1級	内因性クレアチニンクリアランス値が10mL/分未満、又は血清クレアチニン濃度が8.0mg/dL以上であって、かつ、自己の身辺の日常生活活動が著しく制限されるか、又は血液浄化を目的とした治療を必要とするもの若しくは極めて近い将来に治療が必要となるものをいう。	
2級		
3級	内因性クレアチニンクリアランス値が10mL/分以上、20mL/分未満、又は血清クレアチニン濃度が5.0mg/dL以上、8.0mg/dL未満であって、かつ、家庭内での極めて温和な日常生活活動には支障はないが、それ以上の活動は著しく制限されるか、又は次のいずれか2つ以上の所見があるものをいう。	【臨床所見】 a じん不全に基づく末梢神経症 b じん不全に基づく消化器症状 c 水分電解質異常 d じん不全に基づく精神異常 e エックス線写真所見における骨異栄養症 f じん性貧血 g 代謝性アシドーシス h 重篤な高血圧症 i じん疾患に直接関連するその他の症状
4級	内因性クレアチニンクリアランス値が20mL/分以上、30mL/分未満、又は血清クレアチニン濃度が3.0mg/dL以上、5.0mg/dL未満であって、かつ、家庭内での普通の日常生活活動若しくは社会での極めて温和な日常生活活動には支障はないが、それ以上の活動は著しく制限されるか、又は次のいずれか2つ以上の所見のあるものをいう。	

【その他の留意事項】
- eGFR（推算糸球体濾過量）が記載されていれば、血清クレアチニンの異常に替えて、eGFR（単位はmL/分/1.73m^2）が10以上20未満のときは4級、10未満のときは3級と取り扱うことも可能とする。
- じん移植を行ったものは、抗免疫療法の継続を要する期間は、これを実施しないと再びじん機能の廃絶の危険性があるため、抗免疫療法を実施しないと仮定した状態を想定し、1級として認定することが適当である。

平成30年4月1日改訂

自立支援医療（更生医療） 手続き先：市区町村窓口

- 身体障害者手帳と同時に申請できます。
- 更生医療の対象者で、一定所得未満の人に適用されます。所得により助成の限度額が設定されていますが、透析療法を受けている生活保護受給者も、この制度の対象のため申請が必要です。

重度心身障害者医療費助成制度 手続き先：市区町村窓口

- 身体障害者手帳取得後、手続きすることにより医療費助成制度を受けることができます。
- 市区町村ごとの年齢制限・所得制限などにより、助成対象が異なります。対象者には重度心身障害者医療費受給者証が市区町村窓口より交付されます。

介護保険制度

> 手続き先：住所地の市区町村役場、地域包括支援センター、居宅介護支援事業所

- 介護保険を受給できるのは、介護保険の被保険者です。
- 65歳以上の高齢者（第1号被保険者）は、要介護・要支援と認定されれば介護保険の給付が受けられます。
- 40歳以上64歳未満の医療保険加入者（第2号被保険者）は、介護保険特定疾病に定められた16疾病に該当し、要介護・要支援と認定されれば介護保険の給付が受けられます。
- 腎臓疾患に関係する疾病としては、糖尿病性腎症が挙げられます。
- 介護保険で受けられるサービスは、在宅療養に関連するサービス・施設入所に関連するサービス・地域密着型サービスの3種類に分かれています。
- 透析治療を受けていくうえで介護が必要となる可能性は高くなります。患者が無理をしたり、家族が介護を抱え込むことなく介護サービスを利用することで、QOLを保つことができます。

▼介護保険制度における被保険者と受給要件

介護保険の被保険者	・第1号被保険者：65歳以上の者 ・第2号被保険者：40歳以上64歳の医療保険加入者
介護保険の受給要件	・第1号被保険者：要介護状態、または要支援状態と認定された者 ・第2号被保険者：要介護（要支援）状態が、老化に起因する疾病（特定疾病）による場合に限定

▼介護保険特定疾病（16疾病）

- がん（末期）
- 関節リウマチ
- 筋萎縮性側索硬化症
- 後縦靭帯骨化症
- 骨折を伴う骨粗鬆症
- 初老期における認知症
- 進行性核上性麻痺、大脳皮質基底核変性症およびパーキンソン病
- 脊髄小脳変性症
- 脊柱管狭窄症
- 早老症
- 多系統萎縮症
- 糖尿病性神経障害、**糖尿病性腎症**および糖尿病性網膜症
- 脳血管疾患
- 閉塞性動脈硬化症
- 慢性閉塞性肺疾患
- 両側の膝関節または股関節に著しい変形を伴う変形性関節症

▼介護保険で受けられるサービス

	内容	要介護	要支援
居宅介護サービス	訪問介護（ホームヘルプ）	○	×
	訪問入浴介護	○	○
	訪問看護	○	○
	訪問リハビリテーション	○	○
	居宅療養管理指導	○	○
	通所介護（デイサービス）	○	×
	通所リハビリテーション（デイケア）	○	○
	短期入所生活介護（ショートステイ）	○	○
	短期入所療養介護（ショートステイ）	○	○
	特定施設入居者生活介護（有料老人ホーム等）	○	×
	福祉用具貸与（レンタル）	○	○
	特定福祉用具販売	○	○
	住宅改修	○	○
施設入所サービス	介護老人福祉施設（特別養護老人ホーム）	○	×
	介護老人保健施設	○	×
	介護療養型医療施設	○	×
	介護医療院	○	×
地域密着型サービス	夜間対応型訪問介護	○	×
	地域密着型通所介護	○	×
	認知症対応型通所介護	○	×
	定期巡回・随時対応型訪問介護看護	○	×
	小規模多機能型居宅介護	○	○
	看護小規模多機能型居宅介護	○	×
	認知症対応型共同生活介護（グループホーム）	○	要支援2のみ○
	地域密着型特定施設入居者生活介護	○	×
	地域密着型介護老人福祉施設入所者生活介護	○	×

要支援の訪問介護・通所介護・地域密着型通所介護は、「介護予防・日常生活支援総合事業」サービスに位置づけられています。

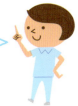

障害者総合支援法　手続き先：住所地の市区町村役場

- 身体障害者等の障害者が、市区町村が実施する認定調査等で決定された障害支援区分に応じ、サービスが利用できる制度です。

Part 5　透析患者の生活を支える

▼自立支援システムの全体像

```
                        市町村
┌─────────────────────────────────────────────────┐
│   介護給付              自立支援給付      訓練等給付        │
│   ・居宅介護(ホームヘルプ)                ・自立訓練         │
│   ・重度訪問介護          障           ・就労移行支援       │
│   ・同行援護             害            ・就労継続支援       │
│   ・行動援護      →     者     ←      ・共同生活援助       │
│   ・重度障害者等包括支援   ・             (グループホーム)  │
│   ・短期入所(ショートステイ) 児            ※従来のケアホームは、グループ│
│   ・療養介護                              ホームに一元化された│
│   ・生活介護                                              │
│   ・施設入所支援                自立支援医療                │
│                              ・更生医療  ・育成医療※       │
│                              ・精神通院医療※              │
│                              ※実施主体は都道府県等         │
│                                                        │
│                              補装具                      │
│                                                        │
│              地域生活支援事業                             │
│   ・理解促進研修・啓発        ・手話奉仕員養成研修          │
│   ・自発的活動支援           ・移動支援                   │
│   ・相談支援               ・地域活動支援センター           │
│   ・成年後見制度利用支援      ・福祉ホーム                 │
│   ・成年後見制度法人後見支援   ・その他の日常生活又は社会    │
│   ・意思疎通支援              生活支援                   │
│   ・日常生活用具の給付又は貸与                             │
└─────────────────────────────────────────────────┘
```

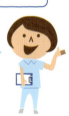

「自立支援給付」と「地域生活支援事業」で構成されています。

障害年金　　手続き先：透析導入時に加入していた健康保険窓口

・申請にあたっては、以下の受給要件を満たしていることが必要です。

▼障害年金の受給要件

- 障害の原因となった傷病の初診日に国民年金または、厚生(共済)年金に加入している
- 一定期間の保険料の滞納がない
- 障害認定日もしくは現在、政令に定められた障害の状態である

※人工透析をしている場合は、基本的には障害年金2級に該当する
　人工透析の障害認定日は、初診日から1年6か月以内の場合、人工透析を開始した日から3か月が経過した日

- 退院時の会計だけでなく、退院後すぐに始まる外来透析において、経済的な心配がなく安心して治療に専念できるよう、入院をした時点で申請の全体の流れについて説明をしましょう。
- 医療費は、1日から月末までは同一月として計算され、限度額や助成制度もこれに準じています。月をまたぐ場合、治療スケジュールによって患者の医療費負担額が変わることも覚えておきましょう。

▼申請の流れ（例）

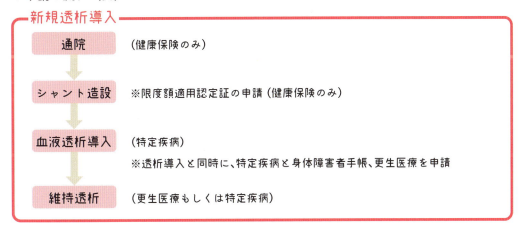

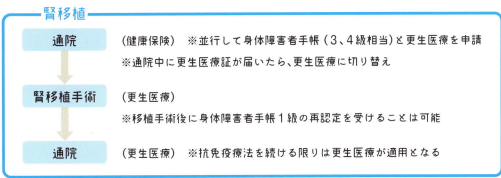

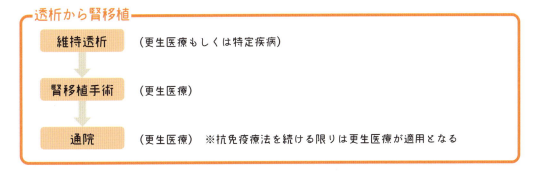

※p.176〜181の情報は2018年4月現在

13 透析を導入しない、透析を見合わせる患者へのケア

透析を導入しない、または透析を見合わせる、ということは大きな決断です。患者とその家族へ十分な情報提供を行い、患者自身の意思を尊重し、主治医だけでなく、多職種のチームで話し合い、患者にとってどのような選択が最も望ましいかをよく考える必要があります。

透析導入患者の高齢化と特殊性

- 透析患者は、透析を受けないと平均7.8日で死に至るといわれ、79.1％の人が透析を中止後10日以内に亡くなります[1]。言い換えれば、透析患者は常に死と隣り合わせのなかで生きている存在といえます。
- 近年高齢化が進み、高齢者の透析導入者が増えてきています。したがって、**導入のときから終末期の医療を見据える必要性**が高くなっています。一般的に高齢になるにつれて平均余命は短く、合併症も多く、透析導入後の生命予後も不良であり、透析治療が必ずしも患者の予後の改善につながりません。
- 70歳以上の末期腎不全（eGFR<10.8mL/分/1.73m^2）患者で、腎代替療法を選択し治療を受けた人と、選択せず保存的治療を受けた人を対象に、予後を比較したところ、平均生存期間は有意に透析導入群が長かったものの、入院期間や透析日を除外した日数は両群間に差を認めませんでした[2]。さらに、自宅やホスピスで亡くなる人は保存的治療を選択した人で有意に多いという結果でした。
- もちろん年齢だけで透析非導入を判断すべきではありません。しかし、患者が重度の認知症で透析導入の意味が理解できないとき、また悪性腫瘍の終末期の場合などでは、**患者が何を希望しているのか、透析導入が真に患者の利益になるのか**を、患者および支える家族とともによく話し合う必要があります。

透析の非導入

- 重度の認知症や悪性腫瘍の終末期の患者に透析導入をするか否かについて、明文化された規定はありません。2008年、日本透析医学会雑誌に大平私案として「透析を導入しない選択」時の指針が掲載されました[3]。しかし、あくまでもこれは私案であり、主治医が単独で非導入を決定すべきではなく、**多職種からなる医療チームで判断する**ことが必要です。わが国では事前指示書により尊厳死を実施した医師に対する刑事訴追免責はなく、法的に保証されていないからです。
- 少なくともまず、腎代替療法が必要となった患者とその家族に対しては、腎代替療法に関して十分な情報提供を行い、透析を導入した場合と見合わせた場合の有益性と危険性を理解できるよう、**医学情報をわかりやすく説明する**必要があります。そのためにも腎臓内科医への早期紹介（early referral）が望まれます。

▼「透析を導入しない選択」時の指針（大平私案）

> 1) 透析の施行がきわめて危険か困難で予後を改善しないと予測される病態（重度の心肺不全による持続的低血圧など）
> 2) 慢性腎不全に関わるか否かを問わず、致命的で回復不能か苦痛に満ちた合併症が一定期間以上継続している病態（末期癌など）
> 3) 透析療法を患者に説明し理解を得たうえで、上記の病態下での透析の開始を患者自身が明確に拒否する場合
> 4) 意思表明能を欠く患者にあっても、1）2）の病態下での透析開始を拒否する旨の事前指示（書）が存在する場合
> 5) 意思表明能を欠き事前指示（書）のない患者にあっては、正当な代理人の意向を尊重すること
> 6) 上記の1）2）などを主体に周辺諸条件を加味して透析導入の判断を行う担当医は、その最終決定を複数の医師で行うべきこと
> 7) 患者－家族－医師の間で意見が調整できない場合には、慎重を期してセカンド・オピニオンを得るように患者側に伝えるべきこと

大平整爾：透析非導入（見送り）と透析中止（差し控え）への一考察．透析会誌 2008；41：761-770．より引用

透析の中止・見合わせ

- 終末期の患者がQOLの高い生活を送るため、どのような援助ができるかを考えるとともに、いかに死への過程を穏やかに尊厳あるものに導き、家族も納得できる医療を提供するかが重要です。
- 終末期を迎えた維持透析患者において、いまだ尊厳死を認める法令はなく、刑事責任を問われる可能性が残っているため、医療チーム、患者、家族で話し合いをして、よりよい選択を決定していくことが大切です。

透析非導入および中止後のケア

- 透析非導入および中止後には、**患者の心身サポートが重要**となります。苦痛なく平穏に最期を迎えられる援助が不可欠です。終末期ケアおよび緩和的ケアを十分提供できる環境を整備しておく必要があります。
- 透析非導入および中止はけっして生命軽視や命の切り捨てではありません。「見合わせ」と言い換えているように「現時点では透析を行わないが、状況の変化に応じて再考する」ということであり、最善の医療の上にあることに変わりはないのです。いったん、透析を見合わせたとしても、希望があれば再開することはできます。

文献

1) Fissell RB, Bragg-Gresham JL, Lopes AA, et al. Factors associated with "do not resuscitate" orders and rates of withdrawal from hemodialysis in the international DOPPS. Kidney Int 2005；68：1282-1288.
2) Carson RC, Juszczak M, Davenport A, et al. Is maximum conservative management an equivalent treatment option to dialysis for elderly patients with significant comorbid disease? Clin J Am Soc Nephrol 2009；4：1611-1619.
3) 大平整爾：透析非導入（見送り）と透析中止（差し控え）への一考察．透析会誌 2008；41：761-770．

知っておきたい 治療の選択肢③

腎移植への移行

先行的腎移植（PEKT）のメリット

　2016年の1年間で腎移植を受けた患者は1,658名、そのうち1,471名が生体腎移植、177名が献腎移植を受けています。さらに、献腎移植の内訳は、61名が心停止下の移植で、116名が脳死下の移植となっています[1]。腎移植の予後は非常に良好で、5年生存率は生体腎移植で97.4％、献腎移植で92.7％、グラフト腎の5年生着率は生体腎移植で94.5％、献腎移植で87.3％となっています。

　従来は透析を開始し、維持透析になった後に腎移植を受ける人が多かったのですが、近年は約30％が透析を受ける前に腎移植を受ける先行的腎移植（preemptive kidney transplantation：PEKT）となっています。PEKTの利点は、移植腎生着率・生存率がよいことがまず挙げられます。透析を行い、時間が経過してくると血管石灰化の問題が目立つようになります。冠動脈石灰化の程度は透析期間と比例するという報告があり[2]、透析を経ないで腎移植を施行できれば、生存率が高くなることは予想されます。また、PEKTの利点はAVF造設や腹膜カテーテルの挿入などの処置を行わずに済むことから、それらに対する医療費や治療時間の削減、そして美容的にも良いと考えられ、何より患者のQOLを改善できます。

PEKTの施行時期と留意点

　PEKT施行の時期は、レシピエント（腎移植希望者）の腎機能と臨床症状をみながら見きわめる必要がありますが、だいたいeGFRが10mL/分/1.73m^2を低下したころと考えられます。しかし、体液過剰や尿毒症による臨床症状が出ていれば、eGFRが高くてもPEKTを行ったり、逆に一時的に透析を導入することもあります。大事なことは、レシピエントの全身状態を良好に保って腎移植手術へもっていくことです。

　日本のように生体腎移植の割合が高い国ではPEKTの割合が多くなり、スペインやベルギー、フランスのように献腎移植の多い国ではPEKTの割合は下がります。

　PEKTを行うためにはeGFRが20mL/分/1.73m^2以下になったら、移植外来を受診していただくことがよいと思われます。保存期腎不全診療にかかわるスタッフは、PEKTのことも留意して患者に情報を提供しましょう。

文献
1) 日本臨床腎移植学会，日本移植学会：腎移植臨床登録集計報告（2017）2016年実施症例の集計報告と追跡調査結果．移植 2017；52（2・3）：113-133.
2) Goodman WG, Goldin J, Kuizon BD, et al. Coronary-artery calcification in young adults with end-stage renal disease who are undergoing dialysis. *N Engl J Med* 2000；342：1478-1483.

索 引

和 文

あ

悪性腫瘍 123
足つり 105
足病変 155
アナフィラキシーショック 95
アミロイド骨症 127
アルブミン 9, 93, 145, 169
アレルギー反応 94
アンジオテンシンⅡ受容体拮抗薬 158
アンジオテンシン変換酵素阻害薬 158

い

息切れ 11
維持透析 13
痛み 103
インタクトPTH 22
インフルエンザ 21, 131, 175

う

うっ血性心不全 115
運動療法 152

え

栄養管理 145
エネルギー 145
エリスロポエチン 7, 121
遠位尿細管 6
エンドトキシン 39
塩分 20, 143
塩分制限 148

お

嘔吐 103
悪心 103
オフラインHDF 30
オンラインHDF 30

か

介護保険制度 178
外用薬 164
回路凝血 106
拡散 26
拡張型心筋症 92
画像検査 9
合併症 112
化膿性椎体炎 128
カフ型カテーテル 34
かゆみ 163
カリウム 9, 100
カリウム制限 148
カルシウム 9, 22, 124
カルシウム拮抗薬 158
カルニチン 105
肝炎ウイルス 21, 131
感染症 21, 128
感染性心内膜炎 128, 130
感染対策 174
眼底出血 133
冠動脈疾患 118

き

起座呼吸 56, 102
気泡検知器 41
急性腎障害 8
急速進行性糸球体腎炎 8
急変（透析中の） 98
凝血 106
胸水貯留 102
胸痛 56, 104
胸部症状 56
虚血症状 91
虚血性心疾患 92, 115
起立性低血圧 74, 115, 142
近位尿細管 6
緊急離脱 78
筋けいれん 105
筋肉量 147

く

空気感染 175
空気混入 107
駆血 60
クランプ 108
グリコアルブミン 169
クレアチニン 9

け

下剤 162
血圧 7, 11, 21, 142
血圧測定 58, 143
血圧低下 74
血圧変動 86
血液検査 9
血液透析 13, 24, 28
血液透析濾過 29
血液媒介感染 174
血液ポンプ 41
血液濾過 28
結核 21, 130
結核菌 175
血管石灰化 22, 124
血清カリウム抑制薬 158
結節性痒疹 134
血糖管理 169
結膜出血 133
血流感染 128
限外濾過 26
検査データ 20
献腎移植 13
倦怠感 74
原尿 6

こ

降圧薬 158
高回転骨 125
高カリウム血症 132
抗凝固薬 41, 159
高血圧 12, 113
高血圧性心肥大 115
抗血小板薬 159
抗血栓薬 159
更生医療 177
行動制限 67
高リン血症 132, 149
高リン血症治療薬 157
呼吸困難 101
呼吸性虚脱指数 89
個人防護具 47
骨粗鬆症 125
骨代謝異常 22
骨軟化症 126
骨囊胞 124
骨病変 124
骨ミネラル代謝異常 22
固定 63

さ

座位（透析中の） 71
災害時 78, 172
再吸収 6
サイコネフロロジー 168
在宅血液透析 77
サルコペニア 147

し

- 自覚症状　11
- 時間除水量　57
- 糸球体　5, 6
- 糸球体疾患　12
- 止血　51, 73
- 自己血管　32
- 脂質異常症　12
- 持続的血液濾過透析　83
- 歯肉出血　133
- 社会保障　176
- シャント　31, 74
- シャント音　59, 73, 144
- シャント管理　144
- 集合管　6
- 収縮期血圧　88
- 収縮性心膜炎　97
- 周術期　81
- 重症度　10
- 重度心身障害者医療費助成制度　177
- 週平均化尿素窒素　20
- 手根管症候群　127
- 手術（透析患者の）　81
- 出血　66, 101, 133
- 障害年金　180
- 消化管出血　101
- 常時低血圧　96
- 消毒薬　47
- 情報提供　136
- 静脈高血圧症　117
- 上腕動脈　33
- 除去率　20
- 食事　71, 142, 145
- 食事エネルギー量　170
- 食事摂取基準　21
- 除水誤差　110
- 除水量　54
- ショック　102
- 自立支援医療　177
- 自律神経障害　95
- シリンジポンプ　41
- 腎移植　13, 184
- 腎炎　12
- 心外膜炎　133
- 腎がん　123
- 心胸郭比　21, 89
- 心筋梗塞　115
- 心筋症　118
- 心血管疾患　104
- 人工血管　33
- 心疾患　91
- 心腎貧血症候群　121
- 腎生検　9
- 腎性貧血　22, 121
- 心臓突然死　118
- 心臓弁膜症　116
- 身体障害者手帳　176
- 腎代替療法　13, 136
- 心タンポナーデ　97
- 心電図　100
- 心不全　11, 56, 115
- 心房細動　100
- 心理的苦痛　167

す

- 水分　20
- 水分管理　142
- 睡眠（透析中の）　71
- 睡眠障害　165
- 頭痛　103
- スリル　73

せ

- 生活習慣病　12
- 精神症状　167
- 生体腎移植　13
- 赤血球　7
- 赤血球造血刺激因子製剤　122
- 接触感染　175
- セルフマネジメント　142, 171
- 先行的腎移植　184
- 穿刺　59
- 穿刺針　47
- 全身性炎症反応症候群　129
- 喘息様発作　102

そ

- 操作パネル　42
- 僧帽弁閉鎖不全症　117

た

- ダイアライザー　35
- 体外限外濾過　29
- 体重管理　74
- 体重測定　55, 144
- 大動脈弁狭窄症　92, 116
- 大動脈弁閉鎖不全症　116
- タイムアウト　53
- 多剤耐性菌　175
- 脱血不良　70
- 蛋白質　145
- 蛋白質エネルギー欠乏　145

ち

- チェックリスト　52
- 置換液　30
- 致死性心室性不整脈　118
- 長期間透析　112
- 鎮痛薬　160

て

- 低アルブミン血症　93, 142
- 低栄養　99, 145
- 低回転骨　126
- 低血圧　114
- 低蛋白血症　99
- 電解質異常　132

と

- 動悸　11, 119
- 透析液　38
- 透析液異常　108
- 透析液汚染　110
- 透析液供給部　41
- 透析監視装置　40
- 透析間体重増加率　21
- 透析記録　86
- 透析効率　20
- 透析条件表　47, 52
- 透析掻痒症　134
- 透析導入　13
- 透析導入時期　136
- 透析の中止・見合わせ　183
- 透析の非導入　182
- 透析用水　38
- 透析離脱　78
- 透析療法　13
- 糖尿病　118
- 糖尿病性腎症　12
- 糖尿病透析患者　169
- 糖尿病の合併症　170
- 糖尿病網膜症　171
- 動脈表在化　33
- 特定疾病療養受療証　176
- ドライウェイト　54, 88, 113
- ドライスキン　163

な

- ナラティブアプローチ　168

に

- 尿検査　9
- 尿細管　5
- 尿細管間質疾患　12
- 尿潜血　9
- 尿素窒素　9
- 尿蛋白　9
- 尿中β_2-ミクログロブリン　9
- 尿毒症症状　6

ね

- ネフロン　5

の

脳浮腫	98
ノロウイルス	21, 175

は

敗血症	21, 129
肺血栓塞栓症	102
肺高血圧	117
肺水腫	102
梅毒トレポネーマ	174
ハイブリッド療法	140
破壊性脊椎関節症	127
バスキュラーアクセス	31
バスキュラーアクセス関連感染	128
白血球数	21
抜針事故	62
ばね指	127
反応性穿孔性膠原病	134

ひ

皮脂欠乏性湿疹	134
皮静脈	32
ビタミンD	7
ヒト心房性ナトリウムペプチド	90
ヒト免疫不全ウイルス	174
皮膚掻痒症	134
皮膚のかゆみ	163
飛沫感染	175
標準化蛋白異化率	20
標準化透析量	20
病的骨折	124
ピロー	70
貧血	7, 11, 22, 92
頻脈	92

ふ

不快感	103
不均衡症候群	98
副甲状腺ホルモン	9, 124
福祉制度	176
腹痛	104
腹膜透析	13, 140
服薬管理	157
浮腫	56, 88
不整脈	100, 118
フットケア	155
不眠	165
プライミング	45
ブラッドボリューム計	90
フレイル	147
プロカルシトニン	21

へ

閉塞性動脈硬化症	119
ヘモグロビン	121
返血	50
便秘	162
ヘンレ係蹄	6

ほ

ポジショニング	62
保湿	134
保湿剤	164

ま

麻疹	21
末期腎不全	10, 13
末梢動脈疾患	119, 155
慢性糸球体腎炎	12
慢性腎臓病	8
慢性心不全	115

む

無形成骨症	126

め

めまい	119
面談	137

も

申し送り	72, 74
目標除水量	57

や

夜間多尿	11
薬剤投与（透析中の）	72

ゆ

有効循環血流量	92
有酸素運動	153
輸血（透析中の）	72
輸出細動脈	6
輸入細動脈	6

よ

陽イオン交換樹脂	158

り

離脱（透析中の）	78
リン	9, 22, 124
リン吸着薬	157
リン制限	149

れ

レジスタンス運動	153
レストレスレッグス症候群	71
レニン	7

ろ

漏血	42, 107
労作時呼吸困難	56

欧文・略語

ABD	126
ACE阻害薬	94, 158
AKI	8
AN69膜	94
ARB	158
AVF	32
β遮断薬	158
Borg指数	154
BV計	90
B型肝炎ウイルス	174
CHDF	83
CKD	8
CKD-MBD	22, 124
CI	89
CTR	21, 89
CTS	127
C型肝炎ウイルス	174
C反応性蛋白	21
DSA	127
DW	54
ECUM	29
EPO	121
ESA	122
GA	169
GFR区分	11
hANP	21, 90
HbA1c	170
HBV	174
HCV	174
HD	28
HDF	29
HF	28
HIV	174
Kt/V	20
MIA症候群	93
PAD	119, 155
PEKT	184
PEW	145
PTH	124
RPGN	8
RRT	13
SIRS	129
WAB	58

やさしくわかる透析看護

2018年7月4日　第1版第1刷発行	監　修　小林　修三
2024年7月10日　第1版第8刷発行	編　集　日髙　寿美、坊坂　桂子
	発行者　有賀　洋文
	発行所　株式会社　照林社
	〒112-0002
	東京都文京区小石川2丁目3-23
	電話　03-3815-4921（編集）
	03-5689-7377（営業）
	https://www.shorinsha.co.jp/
	印刷所　共同印刷株式会社

- 本書に掲載された著作物（記事・写真・イラスト等）の翻訳・複写・転載・データベースへの取り込み、および送信に関する許諾権は、照林社が保有します。
- 本書の無断複写は、著作権法上での例外を除き禁じられています。本書を複写される場合は、事前に許諾を受けてください。また、本書をスキャンしてPDF化するなどの電子化は、私的使用に限り著作権法上認められていますが、代行業者等の第三者による電子データ化および書籍化は、いかなる場合も認められていません。
- 万一、落丁・乱丁などの不良品がございましたら、「制作部」あてにお送りください。送料小社負担にて良品とお取り替えいたします（制作部　☎0120-87-1174）。

検印省略（定価はカバーに表示してあります）
ISBN978-4-7965-2441-4
©Shuzo Kobayashi, Sumi Hidaka, Keiko Bousaka/2018/Printed in Japan